外婆的茶包小偏方

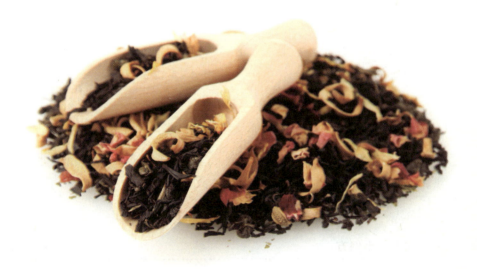

主编　吴国志

编写　李淳朴　徐丽华　张永年　杨春明　张　庆
　　　李　瑞　陈　芳　齐海英　刘明明　翟晓斐
　　　李　洁　王　鹏　张　媛　王　超　于　红
　　　任晓红　薛翠玲　郭红霞　王艳辉　陈方莹
　　　张慧丽　宋　刚　何玉花　王金丽　陈生学

时代出版传媒股份有限公司
安徽科学技术出版社

图书在版编目（ＣＩＰ）数据

外婆的茶包小偏方/吴国志主编. —合肥：安徽科学技术出
版社,2015.7(2025.6重印)
ISBN 978-7-5337-6401-2

Ⅰ.①外… Ⅱ.①吴… Ⅲ.①茶剂-验方 Ⅳ.①R289.5

中国版本图书馆 CIP 数据核字(2014)第 194257 号

外婆的茶包小偏方   主编　吴国志

出 版 人：王筱文　　　　选题策划：吴　玲　　　　责任编辑：吴　玲
责任印制：梁东兵　　　　封面设计：冯　劲
出版发行：安徽科学技术出版社　　　　　http://www.ahstp.net
（合肥市政务文化新区翡翠路 1118 号出版传媒广场,邮编:230071）
电话：(0551)63533330
印　　　制：河北晔盛亚印刷有限公司　　　电话:15811513201
（如发现印装质量问题,影响阅读,请与印刷厂商联系调换）

开本：710×1010　1/16　　印张：13　　字数：180 千
版次：2015 年 7 月第 1 版　　2025 年 6 月第 2 次印刷

ISBN 978-7-5337-6401-2　　　　　　　　定价：88.00 元

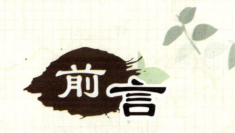

前言

自己动手做茶包

茶饮在我国历史悠久，作为"国饮"，它不仅是解渴的佳品，更是一种品位的象征，而其独特的养生保健疗效，亦颇受人们的欢迎。

经常喝茶，能延缓衰老、提神醒脑、养生保健，而一些与各种中药、食材搭配而成的茶方，或是纯中药制成的药茶，更是有着防病治病、瘦身美容的功效。根据药茶不同的效果，我们可以制成茶包，将材料放入细纱布或滤泡纸袋中包好，每天取1包用热水冲泡。在家轻轻松松动手做，十几分钟就能制作出几天内需要的茶包。

茶包的最大好处就是简单方便，在家里、办公室或出差时都可以随时冲泡，不受地点和时间限制；而且，茶包用量准确，不用担心过量出问题或少了没效果。另外，茶包还有美容的效果，比如喝过茶之后，把用过的茶包敷在眼睛上，可以消除黑眼圈等。

在这本书中，我们为您介绍了上百种茶包小偏方，都是老祖宗传下来，经过数代人验证有奇效的偏方。茶包的配方都是我们生活中常用的食材和药材，虽然很常见，但它们搭配起来的功效却不简单，而且制作步骤简单易行，与其花昂贵的价钱购买成品，不如自己动手制作简单又养生的药茶包，材料在身边就能买得到，如包裹茶叶的细纱布、滤包纸袋就可以在超市或网上购买。本书中您将看到祛病药茶、家庭药茶、上班族药茶、美容养生药茶，不仅有具体的做法，而且介绍了面对突发情况，如何利用身边简单的材料制作茶包的小妙方。

茶包虽然不能达到"茶到病除"的作用，但如果坚持长期饮用，会对身体有很好的调理作用。所以，为了家人的健康、为了自己的健康，即使您再忙，也不要忘记泡上一杯健康的茶饮。

您完全可以把它当作一种休闲宁静的生活方式，并不是在喝药，而是在享受身心健康。

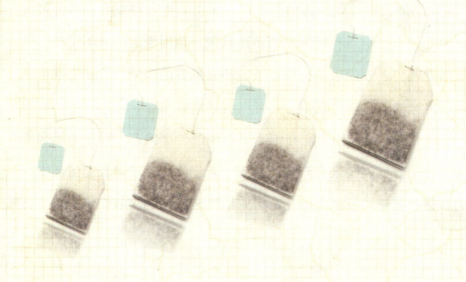

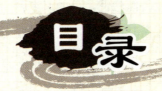

目录

第一章

祛病药茶小偏方，常见病痛一扫光

随着生活水平的提高，人们的保健意识也逐渐增强，药茶逐渐走进千家万户。虽然饮用药茶不能"茶到病除"，但在一定程度上可以起到缓解病情的作用，同时也能预防疾病。

第二章

 应急药茶小偏方，突发情况不用慌

容易鼻出血和腹泻的人，可以准备一些治疗鼻出血和腹泻的应急茶包。无论外出还是在家，随身备上几包，就能轻松赶走意外小状况。

第三章

家庭药茶小偏方，全家需要保健康

居家生活，保健也是一门功课。当家里的老人或孩子腹泻、感冒、发热时，我们常感到手足无措，在这里，将介绍适合全家人饮用的药茶偏方。休息时，记得给家人泡上一杯养生保健茶。

第四章

上班族药茶小偏方，办公室里做保养

对于忙碌的上班族来说，养生保健的方法有很多，但也许无法花很多的时间去坚持。养生茶包恰恰解决了这个问题，而且它方便携带，即使工作再忙，也可以随时泡上一杯。

第五章

美容药茶小偏方，瘦身养颜变漂亮

当今社会，茶饮受到了许多年轻女性的喜爱。它有很好的排毒养颜的作用，想要变漂亮的女性，可以寻找属于自己的美容茶饮，每天坚持饮用即可。

第六章

 养生药茶小偏方，强身健体来帮忙

　　饮用药茶是一种流行趋势，正逐渐融入我们的生活中。人们开始学会利用药茶的功效进行保健，使之成为一种流行的养生文化。喝对药茶，拥有健康很简单。

附录

补益人体五脏的食材、药材及药茶方

第一章

祛病药茶小偏方， 茶
常见病痛一扫光

　　随着生活水平的提高，人们的保健意识也逐渐增强，药茶逐渐走进千家万户。虽然饮用药茶不能"茶到病除"，但在一定程度上可以起到缓解病情的作用，同时也能预防疾病。

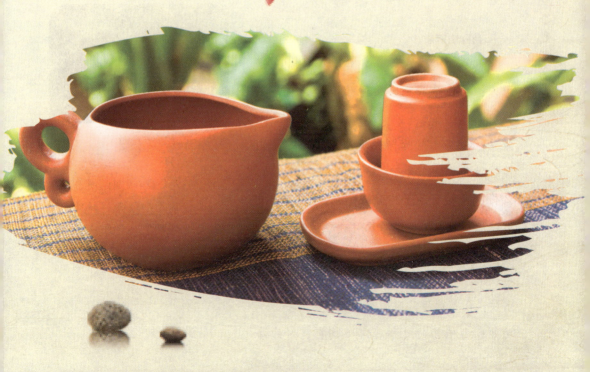

高血压
GAOXUEYA
——荷叶加山楂，轻松降血压

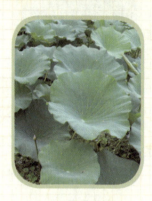

高血压是最常见的慢性病。中医认为，高血压主要由肝气郁结、饮食不节引起，所以日常调理中，应以清肝火、调畅情绪、适当饮食为主。平时应保持心情愉快，选择低盐、低糖、低脂肪的食物，如蔬菜和水果等；老年高血压患者最好每年体检1次，随时了解身体的健康状况。

特效药茶偏方

荷叶山楂茶

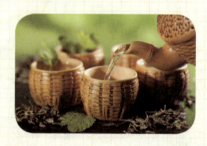

配方：干山楂30克，干荷叶15克，普洱茶10克。

做法：①将干荷叶撕成小片，去渣；干山楂切碎或切成丝状。

②将以上材料各平均分成5份，从中各取1份，混合均匀用细纱布包好。

③取1个茶包放入杯中，热水冲泡5分钟即可饮用。

用法：代茶饮用，时间和次数不限。

功效：山楂、荷叶和普洱茶均有良好的降

小提示

加入2～3颗红枣，能使茶饮更加好喝；另外，可以根据个人口感适量加些白糖。

压作用。此茶饮既可以降血压、健脾胃，也可以预防高血压病、高脂血症、动脉硬化等疾病。

禁忌：①消化性溃疡、龋齿、胃酸过多者，以及服用滋补药品期间不能饮用。

②胃肠功能较弱和脾胃虚弱者应谨慎饮用，少吃生山楂。

菊槐绿茶

配方：干菊花50克，干槐花50克，绿茶12克。

做法：①先将干菊花5朵1份分好，再将干槐花、绿茶各分成等份。

②从中各取1份，混合均匀用细纱布包好。

③取1个茶包放入杯中，加入沸水，闷泡5分钟即可饮用。

用法：代茶饮用，时间和次数不限。

功效：菊花能清肝明目、散风清热；槐花有凉血、止血和消炎的作用，与绿茶搭配，能有效降血压，预防龋齿、消除口臭。

禁忌：脾胃虚寒的人应少饮用，每天不宜超过2杯。

防病治病药茶

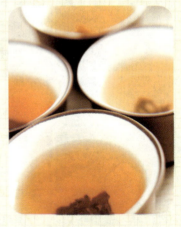

山楂叶绿茶

配方：绿茶30克，山楂叶100克。

做法：①将山楂叶撕成小片，去渣，与绿茶混合均匀，平均分成5份，分别装入滤泡纸袋或用细纱布包好。

②取1个茶包放入杯中，沸水冲泡，加盖闷10分钟即可饮用。

用法：代茶饮用，时间和次数不限。

功效：清热解毒，化瘀降压。

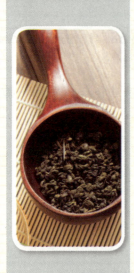

松萝龙井茶

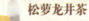

配方：松萝15克，杭白菊30克，龙井茶20克。

做法：①将松萝切成碎末。

②将以上材料各分成3份，从中各取1份，混合均匀用细纱布包好。

③取1个茶包放入杯中，用沸水冲泡5分钟后即可饮用。

用法：每日早、晚各1杯。

功效：连续饮用此茶饮，有清肝明目、散热降压的作用。

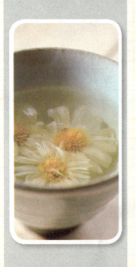

金银菊茶

配方：菊花18克，金银花24克。

做法：①将菊花和金银花各平均分成6份，各取1份混合均匀用细纱布包好。

②取1个茶包放入杯中，沸水冲泡3分钟后即可饮用。

用法：每日早、晚各1杯。腹泻患者忌饮用。

功效：清热降压，防治高血压引起的头晕目眩、头胀痛等症。

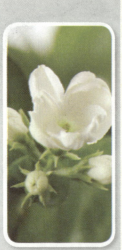

茉莉罗布麻茶

配方：罗布麻叶15克，茉莉花20克。

做法：①将罗布麻叶撕成小片，与茉莉花混合均匀，平均分成5份，取1份装入滤泡纸袋或用纱布包好。

②取1个茶包放入杯中，沸水冲泡10分钟即可饮用。

用法：代茶频饮，每日冲泡1~2个茶包，时间不限。

功效：降压、降脂。防治高血压引起的心悸等症。

糖尿病
TANGNIAOBING

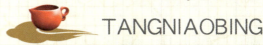

——糙米促代谢，降糖是一绝

糖尿病是由遗传和环境因素相互作用而引起的常见病，临床以高血糖为主要标志。中医认为，该病是先天禀赋不足、体质柔弱和后天因素共同作用的结果。预防糖尿病应低盐、低脂饮食。平时糖尿病患者可以多饮一些茶，因为茶中的茶多酚可以缓解血糖的上升。

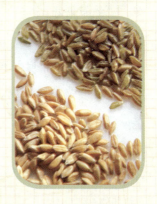

特效药茶偏方

糙米茶

配方：糙米150克，水1500毫升。

做法：①用没沾过油的锅，将糙米翻炒到黄褐色为止盛出。

②将材料平均分成5份，从中取1份用细纱布包好。

③取1个茶包放入杯中，用沸水冲泡5分钟即可饮用。

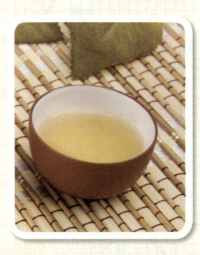

用法：代茶饮用，时间和次数不限。

功效：糙米茶的利尿作用非常明显，可以帮助糖尿病患者分解体内的糖和增加胰岛素水平。

禁忌：糙米茶不要与含蛋白质的食物一起饮用，如牛奶。

小提示

饮用时根据自己的情况，适当加入红枣效果更好。

翻白草地骨皮茶

配方：地骨皮50克，翻白草30克。

做法：①将干的翻白草和地骨皮研成粗末。

②把两种材料各平均分成5份，从中各取1份混合均匀，用纱布包好。

③取1个茶包放入杯中，用热水冲泡5分钟即可饮用。

用法：代茶饮用，时间和次数不限。

功效：地骨皮有降血压、降血糖的作用，同时可以清虚热、泻肺火。

禁忌：①因地骨皮性寒，所以阳虚内寒者尽量少用。

②翻白草性凉，脾虚胃寒者要谨慎饮用。

小提示

饮用时可以根据自己的身体需要，适当加一些桑叶，效果会更好。因为桑叶有很好的降脂作用。

防病治病药茶

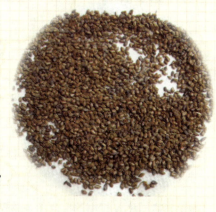

两山决明子茶

配方：决明子10克，山药10克，山楂10克，荷叶10克。

做法：①将山楂去核切成细丝，荷叶晾干撕成小片，决明子和山药研成粗末。

②将以上材料均匀混合，平均分成5份，用细纱布分别包好。

③取1个茶包放入杯中，用热水冲泡5分钟即可饮用。

用法：每日1次，时间不限。

功效：山楂、荷叶有益气健脾、利水消肿的作用，还可降低血液黏稠度，促进血液循环。

牛蒡薏苡仁茶

配方：牛蒡子10克，薏苡仁15克。

做法：①将牛蒡子和薏苡仁磨成粉，混合均匀。

②将混合好的材料平均分成5份，各取1份装入滤泡纸袋制成茶包。

③取1个茶包放入杯中，用热水冲泡10分钟即可饮用。

用法：每日1次，时间不限。

功效：降血压、降血糖、抑制尿蛋白，防止血糖升高。

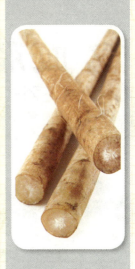

薏苡仁葛根茶

配方：葛根、薏苡仁各50克，五加皮15克。

做法：①将葛根和薏苡仁磨成粉。

②将以上材料混合均匀，平均分成5份，分别装入滤泡纸袋制成茶包。

③取1个茶包放入杯中，热水冲泡5分钟即可饮用。

用法：每日1次，时间不限。

功效：降血糖、降血脂，防止血糖升高。

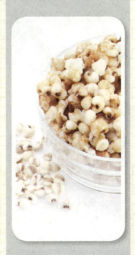

玉竹乌梅茶

配方：玉竹、北沙参、石斛、麦冬各9克，大乌梅5克

做法：①将乌梅洗净去核、晾干。

②将以上材料研成粉末混合均匀，平均分成5份，分别装入滤泡纸袋制成茶包。

③取1个茶包放入杯中，用热水冲泡5分钟即可饮用。

用法：代茶频饮，时间不限。

功效：本茶有生津止渴、降血脂的作用，可以抑制血糖水平的升高。

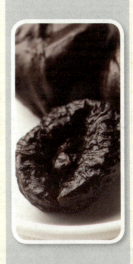

高血脂
GAOXUEZHI

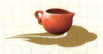

——桑叶和苦丁，降脂最灵验

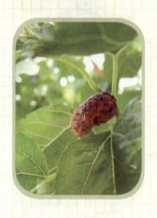

高脂血症是一种全身性疾病，指血液中脂质超过正常范围，是引起动脉硬化、冠心病、心肌梗死的根源。中医认为，该病是肝、脾运化不畅，加之饮食不节所致。防治高脂血症，应清淡饮食，经常喝茶。茶叶中的茶色素具有降血脂、双向调节血压的作用，是很好的降脂饮品。

特效药茶偏方

桑叶苦丁茶

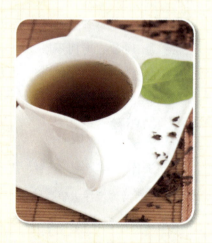

配方：苦丁茶30克，干菊花30克，桑叶40克。

做法：①将桑叶撕成小片，苦丁茶和干菊花磨成粗末。

②将以上材料分别平均分成5份，从中各取1份混合均匀，用细纱布包好。

②取1个茶包放入杯中，用沸水冲泡10分钟即可饮用。

用法：代茶频饮，次数和时间不限。

功效：桑叶有凉血作用，能将血液中过剩的

小提示

饮用时可根据个人口感加入少量白糖或冰糖。

中性脂肪和胆固醇排出；苦丁茶能疏肝风，去油腻，活血脉。此款药茶对高脂血症的防治有奇效，适用于高脂血症引发的头晕、心悸等症。

禁忌：①苦丁茶性寒，经期女性、新产妇、风寒感冒者、体质虚寒者和慢性肠胃炎患者禁忌饮用。

②高脂血症患者在血压和血脂下降之后，可适当降低茶饮浓度，但不要完全停止，以免病情反复。

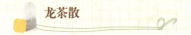

防病治病药茶

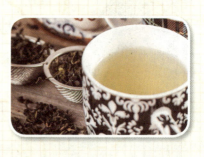

龙茶散

配方：绿茶30克，龙胆草20克。

做法：①将绿茶和龙胆草共研成细末，混合均匀，平均分成5份，分别装入滤泡纸袋。

②取1个茶包放入杯中，用温水冲泡5分钟即可饮用。

用法：每日2次，时间不限。

功效：清热泻火，平肝降压。适用于肝火旺盛导致的血压升高、口苦等症。

普洱罗汉果茶

配方：普洱茶80克，罗汉果80克，菊花60克。

做法：①将以上材料均研成粗末，各平均分成4份，从中各取1份装入滤泡纸袋。

②取1个茶包，用沸水冲泡10分钟，至温饮用。

用法：每日1次，时间不限。

功效：降脂、降压、减肥。适用于防治高脂血症及肝阳上亢引起的头痛、头晕等症。

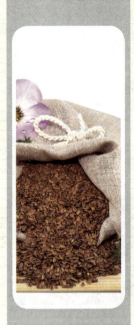

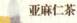 **亚麻仁茶**

配方：亚麻仁100克，绿茶50克。

做法：①将亚麻仁干炒熟。

②将以上材料混合均匀，平均分成10份，分别用细纱布包好。

③每次取1个茶包放入杯中，用热水冲泡5分钟即可饮用。

用法：每日早、晚各1次。

功效：降血脂。可防治高脂血症和动脉粥样硬化。

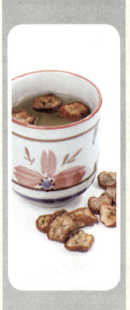

陈皮山楂茶

配方：陈皮30克，干山楂30克，红茶100克。

做法：①将干山楂放入锅中，干炒两分钟。

②将以上材料混合均匀，平均分成5份，分别用细纱布包好。

③每次取1个茶包放入杯中，用沸水冲泡3分钟即可饮用。

用法：每日晚饭半小时后饮用。

功效：降脂，理气健脾。

冠心病
GUANXINBING
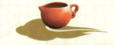

——山楂益母草，心悸不再扰

冠心病是一种常见的心血管疾病。指由于脂质代谢不正常，在动脉形成了脂类物质堆积，使血流受阻，导致心脏缺血，产生心绞痛。中医认为，该病是饮食不节、情志失调等因素所致。所以，在日常调理时应低盐、低脂饮食，平时保持心情的愉快。

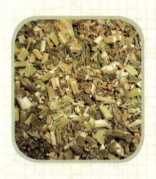

特效药茶偏方

山楂益母茶

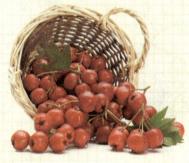

配方： 山楂30克，益母草10克，绿茶5克。

做法： ①将山楂切成细丝，益母草磨成粗末。

②将山楂、益母草与绿茶混合，平均分成5份，分别用纱布包好。

③取1个茶包放入杯中，用热水冲泡5分钟即可饮用。

用法： 代茶饮用，时间和次数不限。

功效： 山楂、益母草均有强心的作用。该茶饮既可以防治心血管疾病，又可以增强食欲、改善睡眠等。

禁忌： ①山楂有破气作用，会影响孕妇和婴

小提示

饮用时根据自己的情况，适当加入红枣效果更好。

第一章　祛病药茶小偏方，常见病痛一扫光

儿的健康，因此孕妇禁用。

②该茶不能与人参等补药一起饮用，因为益母草本身滋补性较强，一起饮用会影响药效。

补益麦冬茶

小提示

饮用时，加入适量的白糖口感更好。

配方：麦冬30克，生地30克。

做法：①将麦冬和生地磨成粗末。

②将以上材料混合均匀分成5份，分别装在细纱布中。

③取1个茶包放入杯中，用热水冲泡10分钟即可饮用。

用法：代茶饮用，每天日早、中、晚各1次。

功效：有明显的清热、养阴、生津作用，具有补气养心的功效，可加强心肌营养，提高心肌耐缺氧能力，是中老年人预防冠心病、心绞痛的最佳饮品。

禁忌：①麦冬本身性寒、质润，脾胃虚寒者禁用。

②服用滋补药品期间禁用，因为生地和麦冬本身滋补性就很强。

防病治病药茶

檀香绿茶

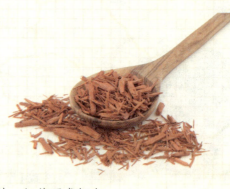

配方：红花5克，檀香5克，绿茶2克。

做法：①将檀香放入锅中，干炒3分钟，红花研成粗末。

②将以上材料混合均匀后分成2份，分别用细纱布包好。

③取1个茶包放入杯中，用热水冲泡5分钟即可饮用。

用法：代茶饮用，每日早、中各1次。

功效：此茶具有较好的活血化瘀止痛作用，可防治冠心病患者的胸闷和隐痛症状。

舒心菖蒲茶

配方：石菖蒲3克，酸梅肉4克，红枣肉5克。

做法：①将酸梅肉和红枣肉切成细丝或小丁，石菖蒲磨成粗末。

②将以上材料均匀混合，平均分成6份，分别用细纱布包好。

③取1个茶包放入杯中，用热水冲泡5分钟即可饮用。

用法：代茶饮用，时间和次数不限。

功效：有补气养心的作用，对心气虚弱、心血不足等病症效果更佳。

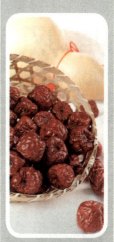

红景天百合茶

配方：红景天6克，百合10克，五味子7克。

做法：①将所有材料均研成粗末。

②将以上材料均匀混合，平均分成7份，分别装入滤泡纸袋里制成茶包。

③取1个茶包放入杯中，用热水冲泡5分钟即可饮用。

用法：代茶饮用，时间和次数不限。

功效：改善睡眠，有强心、健脾的作用。可有效缓解冠心病患者的心气虚弱、心绞痛等。

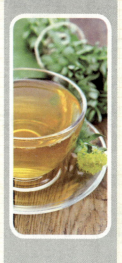

莲心绿茶

配方：绿茶1克，莲子心3克。

做法：①将莲子心研成细末。

②将以上材料混合均匀，平均分成2份，装入滤泡纸袋里制成茶包。

③取1个茶包放入杯中，用热水冲泡5分钟即可饮用。

用法：每日早、中各1杯。

功效：通心脉，止心痛。该茶饮可以有效防治高血压性冠心病。

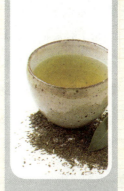

痛风
TONGFENG
——椰汁青木瓜，祛风全靠它

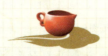

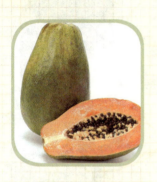

痛风是一种常见的代谢性疾病，主要是由于体内尿酸排泄减少所致。中医认为，该病是由饮食不节、运化失调所致。防治痛风应以低脂、清淡饮食为主，多吃蔬菜和水果。

特效药茶偏方

青木椰汁茶

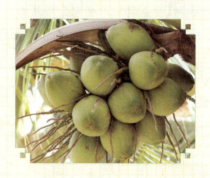

配方：青木瓜15克，鲜椰汁适量。

做法：①将洗净的青木瓜去子、不去皮，切成小丁或细丝。

②将木瓜丝或木瓜丁平均分成5份，分别装入滤泡纸袋里制成茶包。

③取1个茶包放入杯中，用热水冲泡，待凉后，放入1勺椰汁即可饮用。

用法：代茶饮用，每日早、晚各1杯。

功效：椰汁含有大量的维生素C和水分，有利尿的功效。该茶饮是痛风患者的最佳饮品。

小提示

饮用时加入适量的白糖或冰糖，口感会更好。

禁忌：青木瓜是一种酸性食物，含有大量的柠檬酸，而且性凉，所以过敏体质者、体内热盛者、妇女生理期时不宜饮用。

菊花茶

配方：菊花10克，山楂15克。

做法：①将菊花磨成粉末，山楂切成细丝或小丁。

②将以上材料混合均匀，平均分成5份，装入滤泡纸袋里制成茶包。

③取1个茶包放入杯中，用热水冲泡5分钟即可饮用。

用法：代茶饮用，时间和次数不限。

功效：利尿、降脂，有利于体内尿酸的排泄，可以有效防治痛风。

禁忌：禁放红枣、枸杞子。

防病治病药茶

玉米须茶

配方：玉米须15克。

做法：①将洗净的玉米须晾干，剪成碎末。

②将准备好的材料平均分成5份，用细纱布分别包好。

③取1个茶包放入杯中，用沸水冲泡5分钟即可饮用。

用法：代茶饮用，时间和次数不限。

功效：玉米须具有利尿、降压、利胆、降糖等功效。该茶饮既能防治痛风，又能用于高血压、糖尿病患者的辅助治疗。

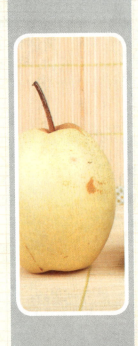

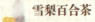 **雪梨百合茶**

配方：雪梨50克，川贝10克，百合20克。

做法：①将川贝、百合磨成粉，雪梨切成小丁。

②将以上材料混合均匀，平均分成6份，分别装入滤泡纸袋里制成茶包。

③取1个茶包放在杯子里，用热水冲泡10分钟即可饮用。

用法：代茶饮用，每日早、晚各1杯。

功效：急性期痛风患者服用，效果更佳。

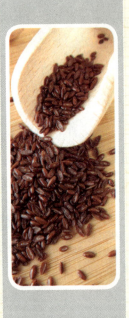

车前绿茶

配方：车前子10克，绿茶10克，山楂5克。

做法：①将山楂切成小丁或细丝，车前子和绿茶研成粗末。

②将以上材料混合均匀，平均分成5份，分别装入滤泡纸袋里制成茶包。

③取1个茶包放在杯子里，用热水冲泡5分钟即可饮用。

用法：代茶饮用，每日早、中各1杯。

功效：山楂、绿茶有降脂作用，车前子利尿，所以，该茶品可以有效地防治痛风。

胃炎
WEIYAN

——生姜橘子皮，理气健胃脾

胃炎是各种病因引起的胃黏膜炎症。主要是由于微生物或细菌毒素感染，引起胃黏膜受损所致。中医认为，胃炎多因长期情志不遂、饮食不节、劳逸失常等所致。日常生活中防治胃炎，应以清淡饮食为主，平时加强体育锻炼。

特效药茶偏方

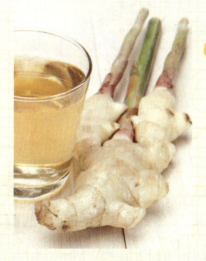

生姜橘皮茶

配方：生姜15克，干橘皮5克。

做法：①将柑橘皮磨成粉末，生姜切成细丝。

②将以上材料混合均匀，平均分成5份，用细纱布分别包好。

③取1个茶包放入杯中，用热水冲泡10分钟即可饮用。

用法：代茶饮用，时间和次数不限。

功效：生姜有明显的解热、抗菌、消炎作用，姜汁可以抑制多种致病菌。该茶饮既能防治胃炎，又能预防致病

小提示

在饮用时可以加入适量的白糖，口感会更好。

17

菌引起的某些疾病。

禁忌：生姜本身性温，阴虚火旺、目赤内热者，或患有糖尿病、痔疮者，都不宜长期饮用。

 茯苓茶

配方：山楂6克，茯苓12克，神曲6克。

做法：①将山楂切成细丝，茯苓、神曲均磨成粉末。

②将以上各种材料混合均匀，平均分成6份，分别装入滤泡纸袋里制成茶包。

③取1个茶包放入杯中，用沸水冲泡5分钟即可饮用。

用法：代茶饮用，时间和次数不限。

功效：消食导滞，和胃健脾。适用于腹胀、反酸等症。

禁忌：①神曲性寒，胃酸过多和脾胃较弱者要谨慎饮用。

②茯苓滋补功能特别强，虚寒滑精或气虚下陷者忌饮用。

防病治病药茶

莲子糯米茶

配方：莲子50克，糯米50克。

做法：①将糯米、莲子去芯磨成粉末。

②将以上材料混合均匀，平均分成10份，分别装入滤泡纸袋制成茶包。

③取1个茶包放入杯中，用热水冲泡5分钟即可饮用。

用法：代茶饮用，每日早、晚各1杯。

功效：缓解脾胃受损，是慢性胃炎患者的最佳饮品。

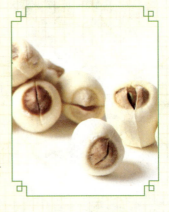

小提示

饮用时根据个人口感加入少量的白糖，味道会更好。

石斛桂圆茶

配方：桂圆20克，石斛10克。

做法：①将桂圆去皮、去核，切成小丁，石斛磨成粉末。

②将以上材料混合均匀，平均分成6份，分别装入滤泡纸袋里制成茶包。

③取1个茶包放入杯中，用热水冲泡10分钟即可饮用。

用法：代茶饮用，时间和次数不限。

功效：补脾健胃，补心益智。

小提示

胃热重者，可再加入洗净的竹茹6克同煮，效果会更佳，因为竹茹有很好的健胃功效。

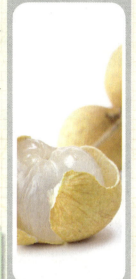

陈皮乌梅茶

配方：陈皮10克，乌梅5克。

做法：①将乌梅去核、切成细丝，陈皮磨成粗末。

②将以上材料混合均匀，平均分成5份，用细纱布分别包好。

③取1个茶包放在杯子里，用热水冲泡5分钟即可饮用。

用法：代茶饮用，时间和次数不限。

功效：陈皮、乌梅补脾健胃。该茶饮很适合胃炎患者饮用。

小提示

饮用时加入适量的冰糖，口感会更好。

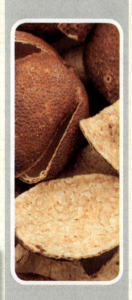

哮喘
XIAOCHUAN
——丝瓜麦芽糖，治喘好秘方

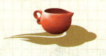

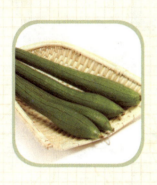

哮喘是一种常见病，主要由于遗传因素和环境因素所致。中医认为，哮喘病主要是受到外因感染、饮食失调、情志不畅、劳倦伤身等因素所致。在日常调理时，要清淡饮食、保持心情愉悦、注意休息。

特效药茶偏方

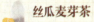

丝瓜麦芽茶

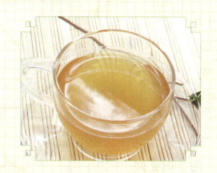

配方：丝瓜20克，麦芽糖适量。

做法：①将丝瓜洗净、晾干，切细丝。

②将以上材料平均分成5份，用细纱布分别包好。

③取1个茶包放入杯中，热水冲泡，待凉后，放入适量的麦芽糖即可饮用。

用法：代茶饮用，时间和次数不限。

功效：清热祛痰，下气止咳。主要用于治疗肺热咳嗽、气促喘急、支气管哮喘。

小提示

冲泡时加入2～3颗红枣，效果会更好。

禁忌: ①麦芽糖是一种还原性糖, 糖尿病患者要谨慎饮用。

②丝瓜性凉, 体虚内寒、腹泻者不宜多食。

茯苓红枣茶

小提示

饮用时加入适量的冰糖, 口感会更好。

配方: 茯苓40克, 红枣20克。

做法: ①将茯苓、红枣去核, 磨成粉末。

②将以上材料混合均匀, 平均分成6份, 用细纱布分别包好。

③取1个茶包放入杯中, 用热水冲泡5分钟即可饮用。

用法: 代茶饮用, 每日早、晚各1杯。

功效: 补中益气, 平喘去热。可用于治疗肺肾两虚型哮喘、咳嗽气短等病症。

禁忌: ①茯苓滋补功能很强, 当服用其他补品时要适量饮用, 以免滋补过度。

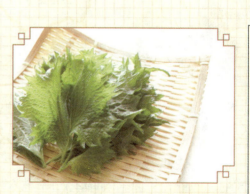

防病治病药茶

紫苏茶

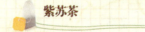

配方: 灵芝10克, 半夏8克, 苏叶10克, 厚朴5克, 茯苓15克。

做法: ①将上述各材料研成细末。

②将研好的材料混合均匀, 平均分成6份, 分别装入滤泡纸袋里制成茶包。

③取1个茶包放入杯中, 用热水冲泡5分钟即可饮用。

用法: 代茶饮用, 时间和次数不限。

功效: 清热, 祛湿, 平喘。对于过敏性哮喘效果更显著。

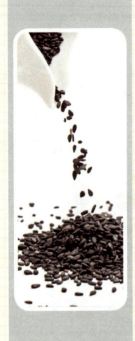

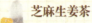 **芝麻生姜茶**

配方：黑芝麻250克，生姜500克。

做法：①将生姜切成细丝，黑芝麻放入锅内炒熟。

②将以上材料混合均匀，平均分成6份，用细纱布分别包好。

③取1个茶包放入杯中，用沸水冲泡5分钟即可饮用。

用法：代茶饮用，每日早、晚各1杯。

功效：润肺止咳，祛痰。可以有效防治咳嗽、哮喘等。

款冬花茶

配方：款冬花9克，紫菀5克，炙甘草5克，绿茶5克。

做法：①将款冬花、紫菀、炙甘草均磨成粗末。

②将以上材料混合均匀，平均分成5份，分别装入滤泡纸袋里制成茶包。

③取1个茶包放入杯中，用热水冲泡5分钟即可饮用。

用法：代茶饮用，时间和次数不限。

功效：清热解毒，止咳化痰。对慢性咽炎、扁桃体炎及哮喘有很好的效果。

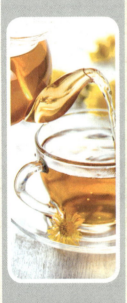

支气管炎
ZHIQIGUANYAN

——绿茶和甜瓜，润肺是最佳

支气管炎是指气管、支气管黏膜及其周围组织的慢性非特异性炎症。中医认为，它主要是由于阴虚肺燥、饮食不节所致。在日常生活中防治支气管炎要多吃蔬菜和水果。

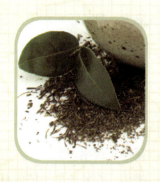

特效药茶偏方

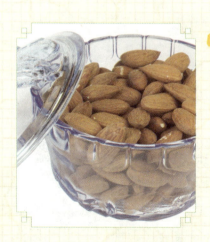

杏仁茶

配方： 枇杷叶100克，杏仁30克，车前子30克。

做法： ①将枇杷叶刷去绒毛，洗净、切成小丁，杏仁、车前子研成细末。

②将以上材料混合均匀，平均分成6份，分别装入滤泡纸袋里制成茶包。

③取1个茶包放入杯中，用热水冲泡10分钟即可饮用。

用法： 每日早、晚各1杯，时间不限。

功效： 枇杷叶具有镇咳、祛痰、平喘

小提示
饮用时加入适量的冰糖或白糖，口感会更佳。

的作用。这款茶饮可用于治疗急慢性支气管炎、咳嗽等病症。

禁忌：①枇杷叶性味甘寒，胃寒呕吐及肺感风寒咳嗽者应慎用。

②车前子利尿、促进肠道消化，腹泻者禁用。

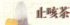

甜瓜茶

配方：甜瓜25克，绿茶5克。

做法：①将甜瓜洗净切片、晾干。

②将以上材料混合均匀，平均分成5份，用细纱布分别包好。

③取1个茶包放入杯中，用热水冲泡5分钟即可饮用。

用法：代茶饮用，时间和次数不限。

功效：甜瓜有清热化痰、降逆润肺等功效，可以用于急慢性支气管炎。

禁忌：甜瓜味甘，出血及体虚者，脾胃虚寒、腹胀者忌食。

小提示

饮用时可以根据自己的病情，加入适量的冰糖，口感会更佳。

防病治病药茶

止咳茶

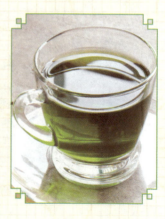

配方：满山红花5克，绿茶2克，暴马子树叶3克。

做法：①将暴马子树叶撕碎，满山红花晾干后和绿茶研成粗末。

②将以上材料混合均匀，平均分成5份，用细纱布分别包好。

③取1个茶包放入杯中，用热水冲泡10分钟即可饮用。

用法：每日2次，时间不限。

功效：有止咳化痰的作用，用于慢性支气管炎有很好的效果。

甘草茶

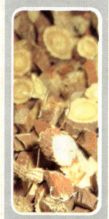

配方：桔梗50克，甘草50克。

做法：①将桔梗、甘草研成粉末。

②将以上材料混合均匀，平均分成5份，分别装入滤泡纸袋里制成茶包。

③取1个茶包放在杯子里，用热水冲泡5分钟即可饮用。

用法：代茶饮用，时间和次数不限。

功效：止咳化痰。可以治疗感冒并发的咳嗽痰多、咽喉部疼痛或发痒等病症。

苦杏仁茶

配方：核桃仁10克，苦杏仁10克，生姜10克。

做法：①将苦杏仁去皮、切成小块，生姜切成细丝，核桃仁研成粗末。

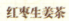

②将以上材料混合均匀，平均分成5份，用细纱布分别包好。

③取1个茶包放入杯中，用热水冲泡10分钟即可饮用。

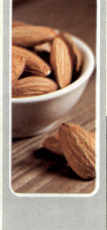

用法：代茶饮用，时间和次数不限。

功效：润肺止咳。适用于肺热咳嗽、吐痰不利的患者。

红枣生姜茶

配方：红枣30克，生姜15克。

做法：①将红枣、生姜（不去皮）洗净晾干，切成细丝或小丁。

②将以上材料混合均匀，平均分成5份，用细纱布分别包好。

③取1个茶包放入杯中，用热水冲泡10分钟即可饮用。

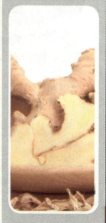

用法：每天2次，时间不限。

功效：祛风散寒。可治疗因伤风受寒所致的咳嗽、痰多等症。

脂肪肝
ZHIFANGGAN
——枸杞和菊花，清脂效果佳

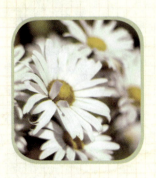

脂肪肝是指由于各种原因引起的肝细胞内脂肪堆积过多的病变。中医认为，它是由于长期嗜酒、体重控制不当、高脂饮食所引起的。脂肪肝患者应清淡饮食，定期去医院做检查，随时了解自己的身体状况。

特效药茶偏方

枸杞菊花茶

配方：枸杞子10克，菊花5克，绿茶5克。

做法：①将枸杞子洗净、晾干，菊花磨成粗末。

②将磨好的枸杞子和菊花、绿茶混合均匀，平均分成5份，分别装入滤泡纸袋里或用细纱布包好。

③取1个茶包放入杯中，用热水冲泡5分钟即可饮用。

用法：代茶饮用，时间和次数不限。

功效：清热解毒，疏风凉肝，调节身体免

小提示

饮用时根据需要加入适量的冰糖，口感会更好。

疫功能。既可以防治脂肪肝，又可以预防高脂血症、高血压病等疾病。

禁忌：①枸杞子性温，不宜与过于温热的食材一起泡水饮用，如红枣、桂圆等。

②菊花性凉，脾胃虚寒的人不宜经常泡水饮用。

 泽泻决明茶

小提示

饮用时加入适量的蜂蜜，口感会更好。

配方：茶树根15克，泽泻30克，决明子6克。

做法：①将茶树根洗净、切片，泽泻、决明子磨成粗末。

②将以上材料混合均匀，平均分成6份，用细纱布分别包好。

③取1个茶包放入杯中，用热水冲泡10～15分钟即可饮用。

用法：每日2次，时间不限。

功效：降脂减肥、解毒。适合高脂血症、肥胖症及脂肪肝患者饮用。

禁忌：①泽泻中含有刺激性物质，可引起食欲下降，胃炎患者慎用。

②决明子性寒，孕妇、腹泻者禁用。

防病治病药茶

葛花荷叶茶

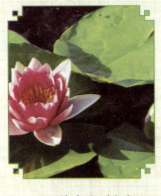

配方：绿茶3克，葛花10克，荷叶20克。

做法：①将荷叶洗净、晾干，撕成小片，葛花磨成粗末。

②将荷叶、葛花末与绿茶混合均匀，平均分成6份，用细纱布分别包好。

③取1个茶包放入杯中，用热水冲泡5分钟即可饮用。

用法：代茶饮用，时间和次数不限。

功效：葛花具有解酒醒脾的作用，该茶饮主要用于治疗酒精性脂肪肝。

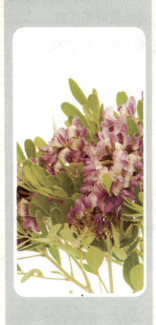

双花茶

配方：槐花10克，凌霄花10克，绿茶5克。

做法：①将槐花、凌霄花洗净、晾干并研成粗末。

②将以上两种材料与绿茶混合均匀，平均分成6份，分别装入滤泡纸袋里制成茶包。

③取1个茶包放入杯中，用热水冲泡10分钟即可饮用。

用法：代茶饮用，时间和次数不限。

功效：行气健脾，消积导滞。对于脂肪肝有很好的防治作用。

禁忌：凌霄花性寒清热、凉血止血，孕妇禁用。

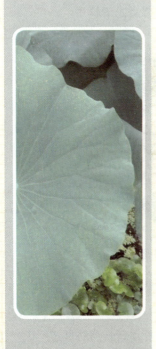

脂肝茶

配方：绞股蓝15克，荷叶15克，三七5克，草决明10克，生山楂30克。

做法：①将荷叶、山楂洗净，切成细丝，其他材料均磨成末。

②将以上材料混合均匀，平均分成6份，分别装入滤泡纸袋里或用纱布包好。

③取1个茶包放入杯中，用热水冲泡5～10分钟即可饮用。

用法：每日2次，时间不限。

功效：调节血压，降低血脂。

肝硬化
GANYINGHUA

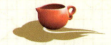

——灯草榆白皮，保肝健胃脾

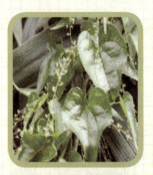

肝硬化是临床常见的慢性肝病，是由一种或多种病因长期或反复作用而形成的弥漫性肝损害。中医认为，肝硬化是由于情志失调、嗜酒过度所致。生活中，预防肝硬化应多吃一些绿色蔬菜，因为青色入肝经，可以起到养肝护肝的作用。

特效药茶偏方

榆皮茶

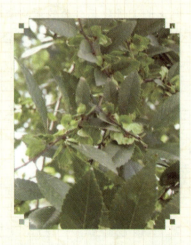

配方：榆白皮30克，灯芯草5克。

做法：①将榆白皮切成小段，灯芯草研成粗末。

②将以上材料混合均匀，平均分成7份，用细纱布分别包好。

③取1个茶包放入杯中，用热水冲泡5分钟即可饮用。

用法：代茶频饮，时间和次数不限。

功效：榆白皮清心平肝；灯芯草清肝热。该茶饮既可以防治肝硬化，又可以预防肝炎等疾病。

禁忌：该茶偏凉性，脾虚胃寒者慎服。

小提示
饮用时加入适量的冰糖，口感会更好。

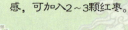

荷叶茶

配方：桑树根15克，荷叶15克，生姜3克。

做法：①将荷叶和生姜（不去皮）洗净、切丝，桑树根磨成粗末。

②将以上材料混合均匀，平均分成5份，用细纱布分别包好。

③取1个茶包放入杯中，用热水冲泡5分钟即可饮用。

用法：代茶饮用，时间和次数不限。

功效：荷叶利湿、健脾升阳。该茶饮可以起到养肝、护肝的作用。

禁忌：荷叶有通便的作用，腹泻者要谨慎饮用。

小提示

冲泡时根据自己的口感，可加入2～3颗红枣。

防病治病药茶

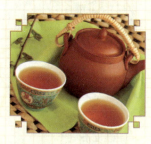

龙井菊花茶

配方：菊花15克，金线莲10克，龙井茶10克。

做法：①将菊花、金线莲均磨成粗末。

②将磨好的材料与龙井茶混合均匀，平均分成6份，分别用细纱布包好或装入滤泡纸袋制成茶包。

③取1个茶包放入杯中，用热水冲泡5分钟即可饮用。

用法：代茶饮用，时间和次数不限。

功效：增进肝脏的新陈代谢，防止肝脏受损。

川七佛柑茶

配方：佛手柑5克，川七4克，柴胡5克，灵芝2克，枸杞子4克。

做法：①将灵芝切成小段，枸杞子洗净晾干，其他材料均磨成粗末。

②将以上材料混合均匀，平均分成5份，分别装入滤泡纸袋里制成茶包。

③取1个茶包放入杯中，用热水冲泡10～15分钟即可饮用。

用法：每日2次，时间不限。

功效：保肝护肝，疏肝解郁。适合早期肝炎患者。

头痛

TOUTONG

——绿茶加菊花，清热止痛佳

头痛是临床常见的症状，通常是指头颅上半部的疼痛。中医认为，头痛一般是气血失调、肝气郁结所致。日常生活中防治头痛，应该每天保持心情愉悦、少食生冷食物。

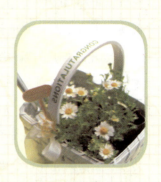

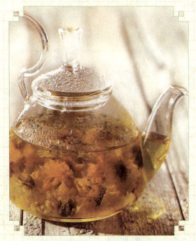

特效药茶偏方

菊花茶

配方：菊花10克，绿茶5克。

做法：①将菊花晒干，去除杂质磨成粗末。

②将菊花末与绿茶混合均匀，平均分成5份，分别装入滤泡纸袋里制成茶包。

③取1个茶包放入杯中，用沸水冲泡3分钟即可饮用。

用法：代茶饮用，时间和次数不限。

功效：疏风，清热，止痛。用于治疗风热性头痛效果更佳。

小提示

饮用时加入适量的蜂蜜，口感会更好。

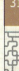

禁忌：菊花性凉，气虚胃寒、食少泄泻者慎用。

姜糖茶

配方：生姜10克，绿茶5克，红糖15克。

做法：①将生姜切成细丝。

②将切好的姜片与绿茶混合均匀，平均分成5份，用细纱布分别包好。红糖平均分成5份。

③取1个茶包放入杯中，加入1份红糖，用热水冲泡5分钟即可饮用。

用法：代茶饮用，时间和次数不限。

功效：生姜具有解毒杀菌的作用，和红糖搭配可以疏散风寒，和胃健中。

禁忌：禁与豆浆同时饮用，因为红糖中的有机酸会和豆浆中的蛋白质结合，从而影响疗效。

小提示

冲泡时加入2~3颗红枣，口感会更好。

防病治病药茶

核桃葱茶

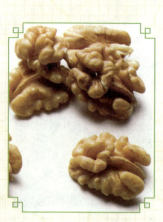

配方：核桃肉6克，绿茶6克，葱白6克。

做法：①将葱白洗净切成小段，核桃肉炒熟、研成粗末。

②将核桃肉、葱白与绿茶混合均匀，平均分成6份，用细纱布分别包好。

③取1个茶包放入杯中，用热水冲泡5分钟即可饮用。

用法：代茶饮用，时间和次数不限。

功效：解表，发汗，止痛。适用于风寒头痛、偏正头痛等病症。

薄荷茶

配方：薄荷叶10克，鲜柠檬5克。

做法：①将薄荷叶洗净、撕成片，柠檬切成细丝或小丁。

②将以上材料混合均匀，平均分成5份，用细纱布分别包好。

③取1个茶包放入杯中，用热水冲泡5分钟即可饮用。

用法：代茶饮用，时间和次数不限。

功效：消热止痛，清利头目。该茶饮是头痛患者很好的饮品。

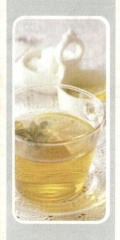

谷精草茶

配方：谷精草15克，绿茶5克。

做法：①将谷精草去除杂质磨成粗末。

②将谷精草末与绿茶混合均匀，平均分成5份，分别装入滤泡纸袋里制成茶包。

③取1个茶包放入杯中，用热水冲泡5分钟即可饮用。

用法：代茶饮用，时间和次数不限。

功效：祛风散热，止痛。适用于偏头痛、高血压头痛等病症。

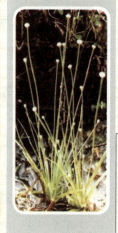

升麻生地茶

配方：雨前茶12克，升麻18克，生地15克，黄连3克，黄芩3克。

做法：①将升麻、生地、黄连和黄芩均磨成粉末。

②将准备好的材料与雨前茶混合均匀，平均分成3份，分别装入滤泡纸袋里制成茶包。

③取1个茶包放入杯中，用沸水冲泡5分钟即可饮用。

用法：代茶饮用，时间和次数不限。

功效：解热发汗。治疗偏头痛效果很好。

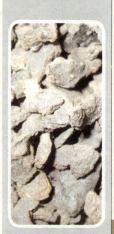

咳嗽
KESOU
——款冬配百合，清肺又止咳

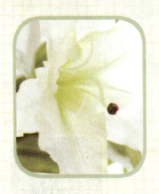

咳嗽是人体清除呼吸道内的分泌物或异物的保护性呼吸反射动作。中医认为，咳嗽是由脾胃运化失调、肺气上逆所致。所以，平常要注意休息，多喝水，饮食要清淡，少吃辛辣刺激、过于油腻的食物。

特效药茶偏方

百合冬花茶

配方：百合30克，款冬花10克。

做法：①将百合洗净、一瓣瓣撕开，款冬花研成粗末，去除杂质。

②将百合与款冬花混合均匀，平均分成5份，分别装入滤泡纸袋里制成茶包。

③取1个茶包放入杯中，用热水冲泡5分钟即可饮用。

用法：代茶饮用，时间和次数不限。

功效：款冬花辛温，有润肺下气、止咳化痰作用；百合则能润肺止咳、清心安神。此茶饮适合秋冬咳嗽，咽喉干痛，略有痰者，对支气管炎、哮喘可作辅助治疗。

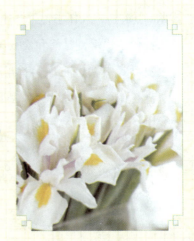

小提示

饮用时加入适量的冰糖，口感会更好。

禁忌：该茶饮偏凉，脾胃虚寒、腹泻者禁用。

桑杏参茶饮

小提示

饮用时加入适量的冰糖或2～3颗红枣，口感会更好。

配方：桑叶10克，杏仁5克，沙参5克，象贝3克，梨皮15克。

做法：①将桑叶洗净、撕成小片，梨皮切成小块，其他材料均磨成粉末。

②将以上材料混合均匀，平均分成5份，分别装入滤泡纸袋里制成茶包。

③取1个茶包放入杯中，用热水冲泡5分钟即可饮用。

用法：代茶饮用，时间和次数不限。

功效：桑叶有清热润肺、化痰止咳作用。适用于干咳无痰，或痰少粘连成丝，不易咳出的风燥伤肺者。

禁忌：杏仁苦温宣肺、润肠通便，凡阴亏、郁火者不宜长期饮用。

防病治病药茶

冬花紫菀绿茶

配方：款冬花10克，绿茶5克，紫菀6克，炙甘草5克。

做法：①将款冬花、紫菀和炙甘草均磨成粉末。

②将准备好的材料与绿茶混合均匀，平均分成5份，分别装入滤泡纸袋里制成茶包。

③取1个茶包放入杯中，用热水冲泡5分钟即可饮用。

用法：代茶频饮，时间不限。

功效：温肺止咳。适用于肺结核、哮喘咳嗽。

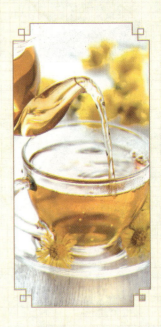

橄竹梅茶

配方：咸橄榄5个，竹叶5克，乌梅2克。

做法：①将乌梅去核、切成小丁，竹叶撕成小片，橄榄去核磨成粉末。

②将以上材料混合均匀，平均分成2份，分别装入滤泡纸袋里制成茶包。

③取1个茶包放入杯中，用热水冲泡5分钟即可饮用。

用法：每日2次，时间不限。

功效：清肺润喉，清热。适合干咳少痰或痰中带血的肺阴虚者服用。

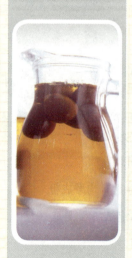

橘皮茶

配方：绿茶2克，干橘皮2克。

做法：①将干橘皮切成细丝或小丁。

②将切好的干橘皮与绿茶混合均匀，平均分成2份，用细纱布分别包好。

③取1个茶包放入杯中，用热水冲泡5分钟即可饮用。

用法：代茶饮用，时间和次数不限。

功效：止咳化痰，理气和胃。适用于冬季咳嗽、干咳等病症。

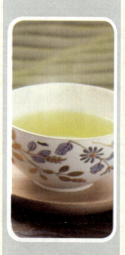

杏仁花茶

配方：杏仁5克，菊花3克。

做法：①将菊花晾干、去除杂质，和杏仁均研成粗末。

②将以上材料混合均匀，平均分成3份，分别装入滤泡纸袋里制成茶包。

③取1个茶包放入杯中，用热水冲泡5分钟即可饮用。

用法：代茶饮用，时间和次数不限。

功效：祛痰止咳，平喘。适用于哮喘性咳嗽、干咳少痰等病症。

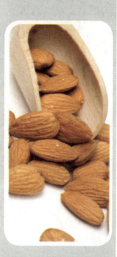

感冒
GANMAO

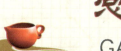

——绿茶加生姜，病去身体强

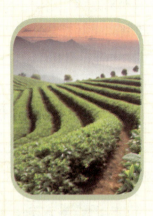

感冒是急性上呼吸道感染的统称。中医认为，感冒主要由于气血不足、过度疲劳、肺功能失调所致。平时要加强体育锻炼、防寒保暖、合理安排时间、注意休息等。感冒时身体会失去大量的水分，药茶既可帮助机体补充水分又可消除疲劳，促进新陈代谢，因此推荐感冒患者多饮用药茶。

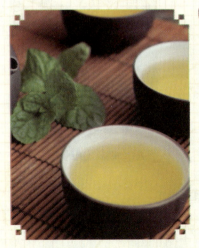

特效药茶偏方

生姜茶

配方： 绿茶5克，生姜8克，葱白5克。

做法： ①将葱白洗净、切成小段，生姜切成细丝。

②将以上材料与绿茶混合均匀，平均分成5份，分别装入滤泡纸袋里制成茶包。

③取1个茶包放入杯中，用热水冲泡5分钟即可饮用。

用法： 每日2次，时间不限。

功效： 生姜有抗菌、消炎的作用；葱白有发汗解热的功效，该药茶适合风寒性感冒。

禁忌： 葱白性温，表虚多汗者慎用。

小提示

冲泡时加入2～3颗红枣，口感会更好。

第一章

祛病药茶小偏方，常见病痛一扫光

37

桑菊薄竹茶

配方：桑叶5克，菊花5克，薄荷3克，竹叶30克，绿茶10克。

小提示

饮用时加入适量的白糖或冰糖，口感会更好。

做法：①将桑叶、竹叶、薄荷撕成小片，菊花磨成粗末。

②将以上材料与绿茶混合均匀，平均分成3份，用细纱布分别包好。

③取1个茶包放入杯中，用热水冲泡5分钟即可饮用。

用法：代茶饮用，时间和次数不限。

功效：疏风解表，清热生津。适用于风热感冒，发热头痛。

禁忌：桑叶药性平和，但风寒感冒、口淡、咳嗽痰稀白者不宜服用。

防病治病药茶

三花药茶

配方：金银花15克，菊花10克，茉莉花3克。

做法：①将3种材料均磨成粗末。

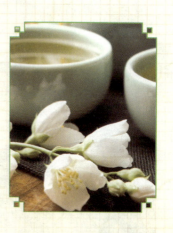

②将以上材料混合均匀，平均分成5份，用细纱布分别包好。

③取1个茶包放入杯中，用热水冲泡5分钟即可饮用。

用法：代茶饮用，时间和次数不限。

功效：清热解毒，预防感冒。

感冒药茶

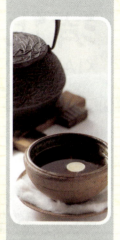

配方：羌活30克，白芷12克，黄芩15克。

做法：①将以上3种材料均磨成细末。

②将以上材料混合均匀，平均分成5份，分别装入滤泡纸袋里制成茶包。

③取1个茶包放入杯中，用热水冲泡5分钟即可饮用。

用法：每日2次，时间不限。

功效：祛风散寒。适用于外感风寒、鼻塞流涕、恶寒发热等症。

玄参甘桔茶

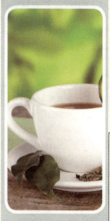

配方：玄参9克，麦冬9克，桔梗9克，甘草3克。

做法：①将以上材料均磨成粗末。

②将准备好的材料混合均匀，平均分成3份，分别装入滤泡纸袋里制成茶包。

③取1个茶包放入杯中，用热水冲泡10分钟即可饮用。

用法：代茶饮用，时间和次数不限。

功效：清热润肺，止咳。适用于阴虚感冒、干咳、痰少、气短、口干咽燥等症。

桑菊茶

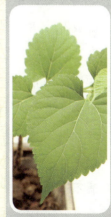

配方：桑叶10克，菊花10克，甘草2克，龙井茶6克。

做法：①将桑叶撕成小片，菊花去除杂质，与甘草均磨成粗末。

②将以上材料与龙井茶混合均匀，平均分成2份，用细纱布分别包好。

③取1个茶包放入杯中，用热水冲泡10分钟即可饮用。

用法：每日2次，时间不限。

功效：祛风清热，疏表利咽。适用于风热感冒、咽痛、头痛、目赤肿痛等症。

消化不良
XIAOHUA BULIANG
——绿茶和山楂，健胃易消化

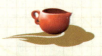

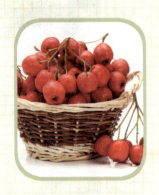

消化不良是一种临床症候群，是由胃动力障碍所引起的疾病。中医认为，消化不良是由于饮食不节、饥饱失调或劳倦内伤所致。所以，日常生活中要注意食物的搭配，不要吃过于辛辣刺激、生冷的食物，饮食要规律。

外婆的 **茶包** 小偏方

40

特效药茶偏方

山楂茶

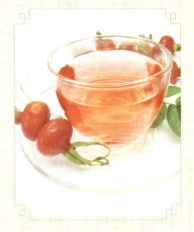

配方：山楂10克，绿茶2克。

做法：①将山楂切成细丝或小丁。

②将切好的山楂与绿茶混合均匀，平均分成2份，用细纱布分别包好。

③取1个茶包放入杯中，用沸水冲泡5分钟即可饮用。

用法：代茶饮用，时间和次数不限。

功效：山楂有开胃、助消化的作用。此款茶饮适用于消化不良，能有效改善肠胃不适的症状。

禁忌：山楂有开脾健胃的作用。腹泻者慎用。

小提示

饮用时加入适量的冰糖，口感会更好。

白萝卜茶

小提示

饮用时加入适量的蜂蜜，口感会更好。

配方：白萝卜120克，茶叶5克。

做法：①将白萝卜洗净、切成小丁。

②将切好的萝卜与茶叶混合均匀，平均分成5份，用细纱布分别包好。

③取1个茶包放入杯中，用热水冲泡5分钟即可饮用。

用法：每日早、晚各1次。

功效：白萝卜有解毒生津、下气消食的作用，与茶叶搭配可以开胃、助消化。此款茶饮适用于胃滞、消化不良等症。

禁忌：白萝卜性凉，经期时要慎用。

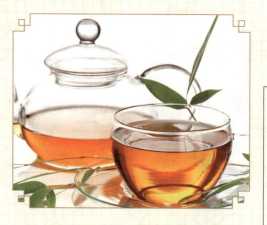

防病治病药茶

麦芽茶

配方：麦芽25克，红茶5克。

做法：①将麦芽研成细末。

②将磨好的麦芽与红茶混合均匀，平均分成5份，分别装入滤泡纸袋里制成茶包。

③取1个茶包放入杯中，用热水冲泡5分钟即可饮用。

用法：代茶饮用，时间和次数不限。

功效：健胃消食，益胃通便。适用于消化不良、便秘等症。

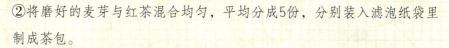

第一章 祛病药茶小偏方，常见病痛一扫光

41

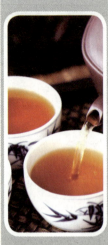

橘皮茶

配方：橘皮20克，红茶5克。

做法：①将橘皮切成细丝或小丁。

②将准备好的材料混合均匀，平均分成5份，分别装入滤泡纸袋里制成茶包。

③取1个茶包放入杯中，用热水冲泡5分钟即可饮用。

用法：代茶饮用，时间和次数不限。

功效：和胃，理气。

麦枣茶

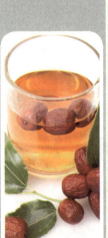

配方：浮小麦40克，红枣6克，莲子5克，生甘草5克。

做法：①将红枣去核切成细丝，莲子、生甘草均研成粗末，浮小麦炒熟。

②将以上材料混合均匀，平均分成5份，分别装入滤泡纸袋里制成茶包。

③取1个茶包放入杯中，用热水冲泡5分钟即可饮用。

用法：代茶饮用，时间和次数不限。

功效：健胃消食。适用于脾胃虚弱、食欲不振等。

外婆的茶包小偏方

陈皮花茶

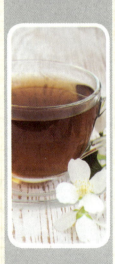

配方：绿茶10克，玫瑰花6克，茉莉花3克，金银花10克，陈皮6克。

做法：①将陈皮切成小段，玫瑰花去除杂质、晾干。

②将以上材料与绿茶混合均匀，平均分成3份，用细纱布分别包好。

③取1个茶包放入杯中，用热水冲泡5分钟即可饮用。

用法：代茶饮用，时间和次数不限。

功效：散寒，消食。适用于消化不良、胃寒等症。

失眠
SHIMIAN

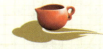

——枸杞加红枣，睡眠质量高

<big>失</big>眠是指无法入睡或无法保持睡眠状态，导致睡眠不足。中医认为，失眠主要是由恼怒烦闷、饮食不节、心脾气虚引起。在生活中，失眠患者应合理饮食、保持心情愉悦；每天作息时间要规律，养成良好的睡眠习惯。

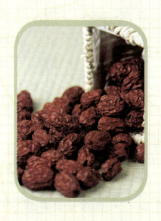

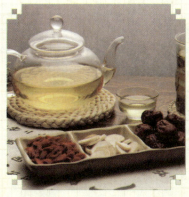

特效药茶偏方

枸杞红枣茶

配方：枸杞子15克，红枣10克。

做法：①将红枣去核，和枸杞子均切成小丁。

②将以上材料混合均匀，平均分成5份，用细纱布分别包好。

③取1个茶包放入杯中，用热水冲泡5分钟即可饮用。

用法：代茶饮用，时间和次数不限。

功效：红枣可以安神、养血、增强身体

小提示

因为红枣、枸杞子都是进补佳品，若经常喝易上火。所以，平时饮用时加入2片菊花，可以起到清热去火的作用。

免疫力；枸杞子可以滋补肝肾，益精明目。两者搭配主要适用于失眠、健忘等症，能起到安神助眠的作用。

禁忌：体质燥热的女性，经期时要禁用，因为该茶饮会使经血过多。

酸枣仁茶

配方：酸枣仁20克，人参12克，茯苓30克。

做法：①将酸枣仁、人参、茯苓均研成末。

②将准备好的材料混合均匀，平均分成5份，分别装入滤泡纸袋里制成茶包。

③取1个茶包放入杯中，用热水冲泡5分钟即可饮用。

用法：每日早、晚各1次。

功效：酸枣仁具有养肝、安神的作用；人参大补元气、补脾益肺；茯苓则有清热解毒的作用。该茶饮适用于失眠、心烦发热等病症，对改善睡眠很有效果。

禁忌：人参是进补佳品，在服用其他补品时，该茶饮每天要适量饮用。

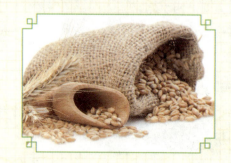

防病治病药茶

麦仁茶

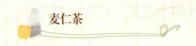

配方：麦仁30克，红枣15克，甘草15克。

做法：①将红枣去核切成细丝，麦仁、甘草均研成细末。

②将以上材料混合均匀，平均分成5份，分别装入滤泡纸袋里制成茶包。

③取1个茶包放入杯中，用沸水冲泡5分钟即可饮用。

用法：每晚睡前饮用。

功效：补脾益气，安神。

黄芪茶

配方：白术、陈皮、党参、当归、甘草、升麻、柴胡各5克。

做法：①将以上材料均研成细末。

②将准备好的材料混合均匀，平均分成5份，分别装入滤泡纸袋里制成茶包。

③取1个茶包放入杯中，用热水冲泡5分钟即可饮用。

用法：代茶饮用，时间和次数不限。

功效：补中益气，疏肝解郁。

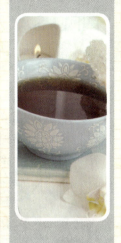

半夏橘皮茶

配方：半夏10克，橘皮10克，红枣5克，生姜5克。

做法：①将红枣去核，和橘皮、生姜均切成细丝，半夏研成细末。

②将以上材料混合均匀，平均分成5份，分别装入滤泡纸袋里制成茶包。

③取1个茶包放入杯中，用热水冲泡5分钟即可饮用。

用法：代茶饮用，时间和次数不限。

功效：补脾益气，安神。适用于失眠、目眩身重、脾胃虚弱等病症。

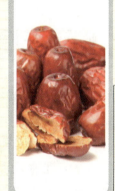

健脑茶

配方：桑叶5克，何首乌15克，白蒺藜10克，绿茶3克，丹参9克。

做法：①将桑叶撕成小片，何首乌、白蒺藜、丹参均研成细末。

②将准备好的材料与绿茶混合均匀，平均分成3份，分别装入滤泡纸袋里制成茶包。

③取1个茶包放入杯中，用热水冲泡10分钟即可饮用。

用法：代茶饮用，时间和次数不限。

功效：益智健脑，清热明目。适用于用脑过度引起的头晕、失眠、多梦等症。

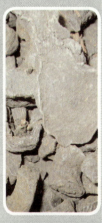

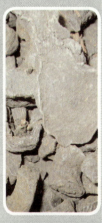

皮肤瘙痒
PIFU SAOYANG
——红枣加山药，止痒气色好

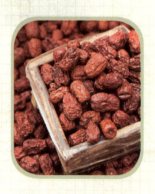

皮肤瘙痒症属于神经性皮肤病。中医认为，它主要是由于阴血不足、血虚生风所致。在日常调理时，不要吃刺激性的食物，要保持良好生活环境以及个人卫生。当皮肤上出现红疹或瘙痒时，自己不要盲目用药涂抹，要在医生的指导下治疗。

特效药茶偏方

红枣山药茶

配方：红枣10克，山药20克。

做法：①将红枣去核切成细丝，山药研成粉末。

②将以上材料混合均匀，平均分成5份，分别装入滤泡纸袋里制成茶包。

③取1个茶包放入杯中，用热水冲泡5分钟即可饮用。

用法：代茶饮用，时间和次数不限。

功效：红枣安神、养血；山药清热、解毒。该茶饮适用于面部皮肤瘙痒，可以活血凉血；坚持饮用，还可以提高机体免疫力。

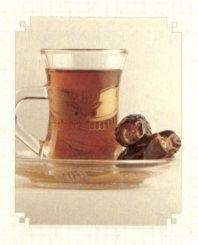

小提示

饮用时加入适量的白糖或冰糖，口感会更好。

禁忌：山药有收涩的作用，故大便燥结者不宜饮用。

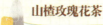 **山楂玫瑰花茶**

配方：山楂9克，玫瑰花（干）9克。

做法：①将山楂去核切成细丝或小丁，玫瑰花去除杂质。

②将切好的山楂与玫瑰花混合均匀，平均分成3份，用细纱布分别包好。

③取1个茶包放入杯中，用热水冲泡5～10分钟即可饮用。

用法：代茶饮用，时间和次数不限。

功效：疏肝理气，活血化瘀。适合皮肤瘙痒者饮用。

禁忌：玫瑰花性温，夏季不宜天天喝。

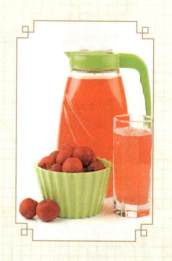

防病治病药茶

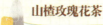 **红枣甘麦舒心茶**

配方：红枣9枚，小麦30克，甘草6克，合欢花6克。

做法：①将红枣去核切成细丝，小麦去皮与其他材料均研成细末。

②将以上材料混合均匀，平均分成5份，分别装入滤泡纸袋里制成茶包。

③取1个茶包放入杯中，用热水冲泡5分钟即可饮用。

用法：代茶饮用，时间和次数不限。

功效：益气健脾，宁心安神，除烦，润肤。

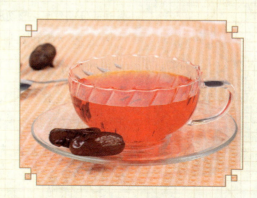

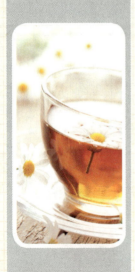

茯苓菊花茶

配方：生黄芩10克，野菊花15克，土茯苓20克。

做法：①将以上材料均磨成粗末。

②将准备好的材料混合均匀，平均分成5份，分别装入滤泡纸袋里制成茶包。

③取1个茶包放入杯中，用热水冲泡5分钟即可饮用。

方法：代茶饮用，时间和次数不限。

功效：清热解毒，祛风利湿。主要适用于风团样瘙痒性丘疹。

冬瓜鱼腥草茶

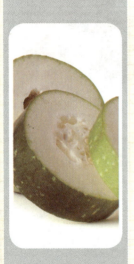

配方：鱼腥草15克，金银花15克，冬瓜10克。

做法：①将鱼腥草洗净切成小段，冬瓜去皮切成小片，金银花磨成粗末。

②将准备好的材料混合均匀，平均分成5份，用细纱布分别包好。

③取1个茶包放入杯中，用热水冲泡5分钟即可饮用。

用法：代茶饮用，时间和次数不限。

功效：抗菌止痒，清热消炎。

红枣绿豆茶

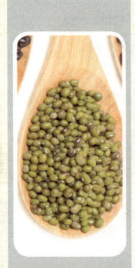

配方：红枣15克，绿豆10克。

做法：①将红枣去核切成细丝或小丁，绿豆磨成粉末。

②将准备好的材料混合均匀，平均分成5份，用细纱布分别包好。

③取1个茶包放入杯中，用热水冲泡5分钟即可饮用。

用法：代茶饮用，时间和次数不限。

功效：健脾补血，清热解毒。适用于因血热、血虚引起的皮肤干燥、瘙痒等病症。

牙痛
YATONG

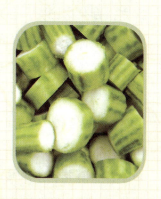

——丝瓜和生姜，牙痛好偏方

牙痛是指牙齿因各种原因引起的疼痛，为口腔疾患中常见的症状之一。中医认为，牙痛是由于外感风邪、胃火炽盛、肾虚火旺等原因所致。平时应少吃生冷的食物，可以喝一些清热去火的茶，如菊花茶、桂花茶等。

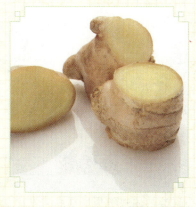

特效药茶偏方

丝瓜姜茶

配方：鲜姜10克，丝瓜25克。

做法：①将鲜姜切片，丝瓜去皮切成小段。

②将以上材料混合均匀，平均分成5份，用细纱布分别包好。

③取1个茶包放入杯中，用沸水冲泡5分钟即可饮用。

用法：每日早、晚各1次。

功效：鲜姜散寒、发热；丝瓜清热解

小提示

饮用时根据个人口感，加入适量的冰糖，口感会更好。

毒、消肿。该茶饮用于治疗牙龈肿痛、流鼻血等病症。

禁忌：丝瓜性凉，体虚内寒及腹泻者不宜过多饮用。

菊花甘草茶

小提示

饮用时加入适量的冰糖，口感会更好。

配方：白菊花15克，甘草5克，绿茶5克。

做法：①将菊花、甘草均磨成粗末。

②将磨好的菊花、甘草与绿茶混合均匀，平均分成5份，分别装入滤泡纸袋里制成茶包。

③取1个茶包放入杯中，用热水冲泡5分钟即可饮用。

用法：代茶频饮，时间不限。

功效：白菊花疏散风热、平肝；甘草清热解毒，两者与绿茶搭配有清凉、抗菌、消炎的作用。适用于鼻窦炎、牙痛等症。

禁忌：菊花性寒，脾胃虚寒者要慎用。

防病治病药茶

桂花茶

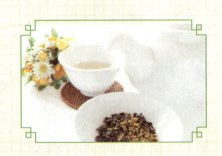

配方：桂花6克，红茶2克。

做法：①将桂花晾干，去除杂质。

②将桂花与红茶混合均匀，平均分成2份，分别装入滤泡纸袋里制成茶包。

③取1个茶包放入杯中，用热水冲泡5分钟即可饮用。

用法：代茶饮用，时间和次数不限。

功效：消炎，抗菌，除臭。适用于口臭、牙痛者。

绿豆荔枝茶

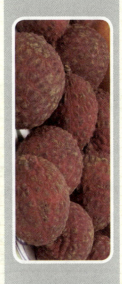

配方：绿豆10克，干荔枝5克。

做法：①将荔枝去皮、核，切成小丁，绿豆磨成粉末。

②将以上材料混合均匀，平均分成5份，分别装入滤泡纸袋里制成茶包。

③取1个茶包放入杯中，用热水冲泡5分钟即可饮用。

用法：代茶饮用，时间和次数不限。

功效：清热解毒，消炎。

沙参细辛茶

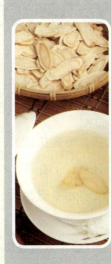

配方：沙参30克，细辛3克。

做法：①将沙参和细辛均磨成粗末。

②将准备好的材料混合均匀，平均分成3份，用细纱布分别包好。

③取1个茶包放入杯中，用沸水冲泡10分钟即可饮用。

用法：每日早、中、晚各1次。

功效：养阴清热，去火止痛。

口臭
KOUCHOU

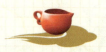

——佩兰和藿香，除臭口清香

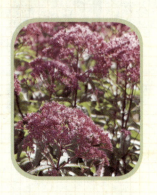

口臭是口腔局部疾患的一种表现。中医认为，它主要是由于胃阴虚、饮食不节所致。预防口臭的重点在于饮食上不要吃辛辣刺激、生冷的食物，以免伤胃；生活中要注意饭后漱口、睡前刷牙、睡前不吃零食等。

特效药茶偏方

佩兰藿香茶

配方：藿香10克，佩兰10克，甘草10克，金银花10克。

做法：①将以上材料均磨成粗末。

②将准备好的材料混合均匀，平均分成5份，用细纱布分别包好。

③取1个茶包放入杯中，用沸水冲泡10分钟即可饮用。

用法：代茶饮用，时间和次数不限。

功效：藿香清热解毒；佩兰化湿健胃；金银花抑菌、抗病毒。该茶饮有清热、消炎的作用，适用于口臭、风火牙痛、胃热牙痛及龋齿牙痛等症。

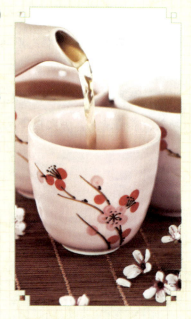

禁忌：佩兰性寒，脾胃虚弱者禁用。

芦根甘草茶

小提示
饮用时加入适量的冰糖，口感会更好。

配方：芦根10克，甘草10克。

做法：①将芦根、甘草均磨成粉末。

②将以上材料混合均匀，平均分成5份，分别装入滤泡纸袋里制成茶包。

③取1个茶包放入杯中，用热水冲泡5分钟即可饮用。

用法：代茶频饮，时间不限。

功效：甘草口味甘甜，能清热解毒；芦根味甘性寒，能清热生津。该茶饮对于口去除臭效果很好。

禁忌：芦根清热生津，脾胃虚寒者禁用。

防病治病药茶

藿香除口臭茶

配方：藿香30克。

做法：①将藿香磨成粉末。

②将准备好的材料混合均匀，平均分成5份，分别装入滤泡纸袋里制成茶包。

③取1个茶包放入杯中，用沸水冲泡15分钟后，可以频频漱口后吐之，剩余约1/2的药汁可以代茶饮用。

用法：代茶频饮，时间不限。

功效：化湿和中，除臭。主要治疗因湿浊困脾而引起的口臭。

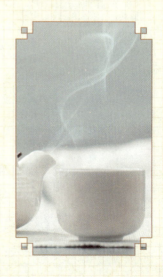

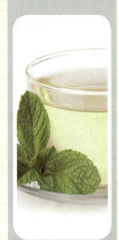

薄荷茶

配方：薄荷15克，甘草3克，绿茶3克。

做法：①将薄荷撕成小片，甘草磨成粗末。

②将准备好的材料与绿茶混合均匀，平均分成3份，用细纱布分别包好。

③取1个茶包放入杯中，用热水冲泡5分钟即可饮用。

用法：代茶饮用，时间和次数不限。

功效：辛凉散热，芳香辟秽。适用于口臭、中暑、扁桃体炎等。

薄荷菊花茶

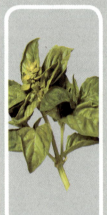

配方：藿香3克，薄荷6克，白菊花6克，绿茶2克。

做法：①将薄荷撕成小片，藿香、菊花均磨成粗末。

②将以上材料与绿茶混合均匀，平均分成2份，用细纱布分别包好。

③取1个茶包放入杯中，用热水冲泡5分钟即可饮用。

用法：代茶频饮，时间不限。

功效：芳香悦脾，生津止渴。

外婆的茶包小偏方

知母茶

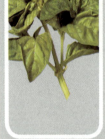

配方：桑白皮10克，地骨皮10克，知母10克，麦冬6克。

做法：①将以上材料均磨成粗末。

②将磨好的粗末混合均匀，平均分成5份，用细纱布分别包好。

③取1个茶包放入杯中，用热水冲泡5分钟即可饮用。

用法：代茶频饮，时间不限。

功效：清热泻火。长期饮用，对去除口臭很有效果。

口腔溃疡
KOUQIANG KUIYANG

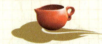

——莲子加绿茶，口疮不易发

口腔溃疡是一种十分常见的口腔黏膜疾病。中医认为，其主要是由于情志不遂、饮食不节所致。防治口腔溃疡，一定要注意口腔卫生，避免损伤口腔黏膜及食用辛辣刺激性食物；注意生活规律性和营养均衡性。

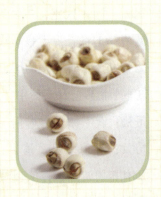

特效药茶偏方

莲子绿茶

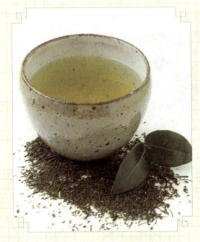

配方：莲子15克，甘草2克，绿茶5克。

做法：①将莲子、甘草均磨成粉末。

②将磨好的莲子、甘草与绿茶混合均匀，平均分成2份，分别装入滤泡纸袋里制成茶包。

③取1个茶包放入杯中，用热水冲泡5分钟即可饮用。

用法：代茶饮用，时间和次数不限。

功效：莲子清热去火；甘草清热解

小提示

饮用时加入适量的冰糖，口感会更好。

毒，两者与绿茶搭配有清热泻火的作用。该茶饮对口腔溃疡的愈合有很好的效果。

禁忌：莲子涩肠，大便燥结者禁用。

生地青梅茶

配方：生地10克，石斛5克，甘草5克，青梅10克。

做法：①将青梅去核切成小丁，其他材料均磨成粗末。

②将以上材料混合均匀，平均分成5份，分别用细纱布包好。

③取1个茶包放入杯中，用热水冲泡5分钟即可饮用。

用法：代茶频饮，时间不限。

功效：青梅杀菌、消炎；石斛清热、生津，生地凉血、止血。该茶饮有养阴清热、降火敛疮的作用。

禁忌：青梅的酸度高，有胃溃疡或胃炎的人禁用。

防病治病药茶

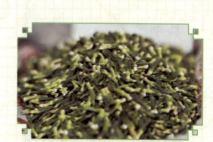

莲心栀子甘草茶

配方：莲子心5克，栀子5克，甘草5克。

做法：①将栀子、甘草均磨成粉末，莲子心去除杂质、晾干。

②将准备好的材料混合均匀，平均分成5份，分别装入滤泡纸袋里制成茶包。

③取1个茶包放入杯中，用热水冲泡5分钟即可饮用。

用法：代茶频饮，时间不限。

功效：清热泻火。

地芩竹叶饮

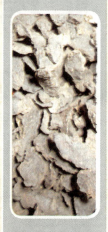

配方：生地5克，黄芩3克，淡竹叶3克。

做法：①将竹叶撕成小片，生地、黄芩均磨成粗末。

②将准备好的材料混合均匀，平均分成3份，用细纱布分别包好。

③取1个茶包放入杯中，用热水冲泡5分钟即可饮用。

用法：代茶频饮，时间不限。

功效：清热解毒。长期饮用，对治疗口腔溃疡效果很好。

五倍子茶

小提示

饮用时加入适量的蜂蜜，口感会更好。

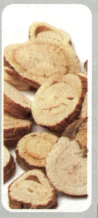

配方：五倍子10克。

做法：①将五味子磨成粉末。

②将磨好的五倍子平均分成5份，分别装入滤泡纸袋里制成茶包。

③取1个茶包放入杯中，用热水冲泡5分钟即可饮用。

用法：代茶饮用，时间和次数不限。

功效：五倍子具有收敛作用，能促进口腔溃疡愈合。

甘草茶

配方：甘草10克。

做法：①将甘草磨成粉末。

②将磨好的甘草平均分成5份，分别装入滤泡纸袋里制成茶包。

③取1个茶包放入杯中，用沸水冲泡5分钟即可饮用。

用法：代茶饮用，时间和次数不限。

功效：清热泻火。适用于口腔溃疡患者。

腹泻
FUXIE

——山楂石榴皮，止泻健胃脾

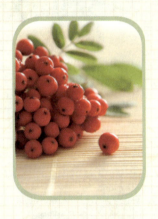

腹泻是指排出异常稀薄的大便，并且排便次数增加。中医认为，腹泻是由于饮食不节、情志失调、脾胃虚弱所致。腹泻期间应食用清淡、易消化的食物，要注意饮食卫生，少食生冷食物，保持心情的舒畅。

特效药茶偏方

山楂石榴茶

配方： 绿茶3克，山楂5克，石榴皮5克。

做法： ①将山楂去核切成小丁，石榴皮切成细丝。

②将以上材料与绿茶混合均匀，平均分成3份，用细纱布分别包好。

③取1个茶包放入杯中，用热水冲泡5分钟即可饮用。

用法： 每日早、晚各1次。

功效： 山楂健胃、消食；石榴皮抑菌。两者与茶叶搭配有消食、涩肠、止泻的作用。

禁忌： 山楂含有大量的果酸，胃酸多者禁用。

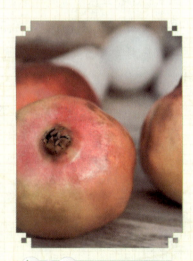

小提示

饮用时加入适量的冰糖，口感会更好。

柚姜止泻茶

小提示

饮用时加入适量的冰糖，口感会更好。

配方：柚子皮9克，绿茶6克，生姜3克。

做法：①将柚子皮、生姜均切成细丝。

②将切好的柚子皮、姜丝与绿茶混合均匀，平均分成3份，用细纱布分别包好。

③取1个茶包放入杯中，用热水冲泡5分钟即可饮用。

用法：每日早、晚各1次。

功效：柚子皮健脾、止痛；生姜暖胃。两者与茶叶搭配有温中理气、止泻的作用，对腹泻患者很有效果。

禁忌：柚子性寒，身体虚寒的人不宜多饮。

防病治病药茶

车前子红茶

配方：车前子12克，红茶2克。

做法：①将车前子磨成粉末。

②将磨好的车前子与红茶混合均匀，平均分成2份，分别装入滤泡纸袋里制成茶包。

③取1个茶包放入杯中，用沸水冲泡10分钟即可饮用。

用法：代茶频饮，时间不限。

功效：健脾利水，化湿止泻。适用于脾虚湿盛引起的慢性腹泻。

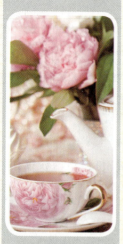

三花陈皮茶

配方：玫瑰花6克，茉莉花3克，金银花9克，陈皮6克，甘草3克。

做法：①将陈皮、甘草磨成粉末，玫瑰花、茉莉花、金银花去除杂质。

②将准备好的材料混合均匀，平均分成3份，分别装入滤泡纸袋里制成茶包。

③取1个茶包放入杯中，用热水冲泡5分钟即可饮用。

用法：代茶饮用，时间和次数不限。

功效：消炎收敛，散瘀止痛。

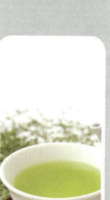

生姜苏叶茶

配方：生姜15克，苏叶10克，绿茶15克。

做法：①将苏叶洗净撕成小片，生姜切成细丝。

②将准备好的材料混合均匀，平均分成5份，用细纱布分别包好。

③取1个茶包放入杯中，用热水冲泡5分钟即可饮用。

用法：代茶频饮，时间不限。

功效：温中，止泻，收敛。

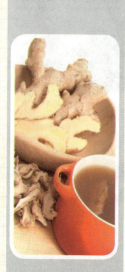

姜茶

配方：茶叶20克，干姜10克。

做法：①将干姜切成细丝。

②将切好的细丝与茶叶混合均匀，平均分成5份，用细纱布分别包好。

③取1个茶包放入杯中，用热水冲泡5分钟即可饮用。

用法：每日早、晚各1次。

功效：生姜发汗解表、和胃、清热，与茶叶搭配有温中、止泻的作用。

便秘
BIANMI

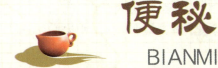

——麻仁加蜂蜜，益胃治便秘

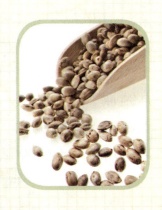

便秘是临床常见的复杂症状，而不是一种疾病。中医认为，便秘是饮食不当、阴阳气血虚弱导致肠功能失调所致。便秘患者应少吃辛辣油腻的食物，多吃蔬菜、水果等富含纤维素的食物，如茭白、苦瓜等；平时养成良好的排便习惯。

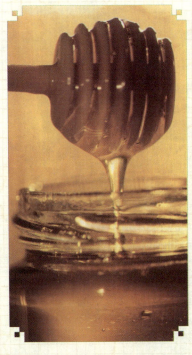

特效药茶偏方

麻仁蜜茶

配方：麻仁6克，蜂蜜适量。

做法：①将麻仁炒熟，磨成细末。

②将磨好的麻仁平均分成3份，分别装入滤泡纸袋里制成茶包。

③取1个茶包放入杯中，加入适量的蜂蜜，用热水冲泡5分钟即可饮用。

用法：每日早、晚各1次。

功效：麻仁通便、补中益气；蜂蜜润肠、补虚润肺。两者搭配对于便秘有很好的效果。

禁忌：蜂蜜属于单糖，可以直接被吸收，糖尿病患者禁用。

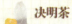

决明茶

配方：绿茶6克，草决明20克。

做法：①将草决明撕成小片。

②将草决明片与绿茶混合均匀，平均分成3份，用细纱布分别包好。

③取1个茶包放入杯中，用热水冲泡5分钟即可饮用。

用法：每日早、晚各1次。

功效：草决明清热明目、润肠通便，与绿茶搭配有和胃、通便的作用。该茶饮适用于长期便秘的患者。

禁忌：草决明性寒，脾胃虚寒、气血不足者不宜服用。

防病治病药茶

红糖茶

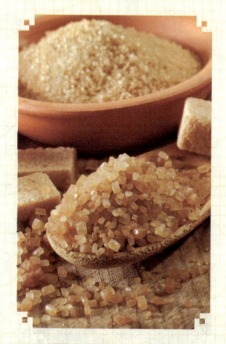

配方：红糖6克，绿茶3克。

做法：①将绿茶平均分成3份，用细纱布包好，红糖分成3份。

②取1个茶包放入杯中，加入1份红糖，用沸水冲泡5分钟即可饮用。

用法：每日饭后饮用。

功效：润肠通便。

四仁通便茶

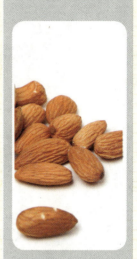

配方：杏仁10克，松子仁10克，火麻仁10克，柏子仁10克。

做法：①将以上材料均研成粗末。

②将准备好的材料混合均匀，平均分成5份，用细纱布分别包好。

③取1个茶包放入杯中，用沸水冲泡5分钟即可饮用。

用法：代茶频饮，时间不限。

功效：健脾和胃，解热润燥，补中益气。

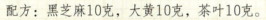

芝麻大黄茶

配方：黑芝麻10克，大黄10克，茶叶10克。

做法：①将黑芝麻炒熟，与大黄均磨成粉末。

②将准备好的材料与茶叶混合均匀，平均分成5份，分别装入滤泡纸袋里制成茶包。

③取1个茶包放入杯中，用热水冲泡5分钟即可饮用。

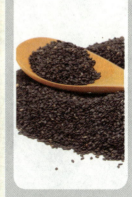

用法：代茶饮用，时间和次数不限。

功效：抑菌，泻火通便。

第二章

应急药茶小偏方，突发情况不用慌

容易鼻出血和腹泻的人，可以准备一些治疗鼻出血和腹泻的应急茶包。无论外出还是在家，随身备上几包，就能轻松赶走意外小状况。

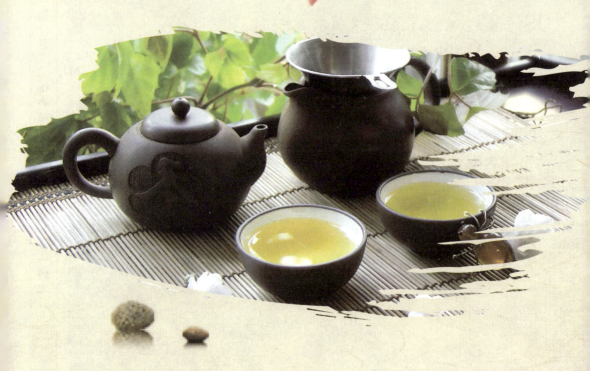

鼻出血

BICHUXIE

——生荷叶泡水，鼻血速消退

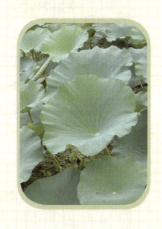

鼻出血是临床常见的症状之一。中医认为，其主要是由于火热偏盛、气血上逆、血溢鼻道所致。生活中为了减少鼻出血的发生，应注意保持心态的平和，避免暴怒；饮食要清淡，多饮水，多吃蔬菜或水果；少吃辛辣刺激与燥热食品，不喝烈性白酒，以免助热生火。

特效药茶偏方

小提示

饮用时加入适量的冰糖，口感会更好。

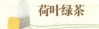 **荷叶绿茶**

配方：生荷叶10克，绿茶2克。

做法：将荷叶洗净撕成小片，与绿茶一起放入杯子里，用热水冲泡5分钟即可饮用。

用法：代茶频饮，时间不限。

功效：清热解毒，止血。

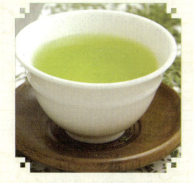

枇杷叶芦根茶

配方：枇杷叶3克，鲜芦根15克。

做法：将芦根切成薄片，与洗净的枇杷叶一起放入杯中，用沸水冲泡

10分钟即可饮用。

用法：每日早、晚各1次。

功效：清热泻火，生津止渴。该茶饮对肺热型鼻出血尤为适宜。

龙胆草蜂蜜茶
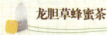

配方：龙胆草10克，蜂蜜适量。

做法：将龙胆草去除杂质，洗净晾干与蜂蜜一起放入杯子里，用热水冲泡10分钟即可饮用。

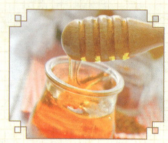

用法：每日早、晚各1次。

功效：清热泻肝。主要适用于肝火上逆型鼻出血。

百合黄芩茶

配方：鲜百合10克，黄芩2克。

做法：将黄芩切成片，与百合一起放入杯中，用沸水冲泡即可饮用。

用法：每日早、晚各1次。

功效：清热燥湿，泻火解毒。

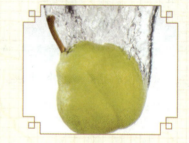

甘蔗雪梨茶

配方：甘蔗10克，雪梨10克。

做法：将甘蔗去皮切成小段，雪梨洗净切成小块，两者一起放入杯子里，用热水冲泡即可饮用。

用法：代茶饮用，时间和次数不限。

功效：清热生津。该茶饮适用于各种类型鼻出血。

突发性耳聋
TUFAXING ERLONG
——葛根和甘草，退热又解表

突发性耳聋指突然发生的、原因不明的感音神经性听力损失。中医认为，突发性耳聋多为气血失调、经脉不畅等所致。生活中应尽量避免或减少噪声干扰，患上了耳聋，一定要保持良好的心态，积极治疗。

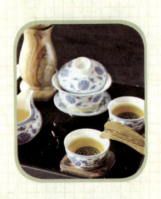

特效药茶偏方

 葛根甘草茶

配方：葛根10克，甘草5克。

做法：将葛根、甘草去除杂质，一起放入杯中，用沸水冲泡15分钟即可饮用。

用法：代茶饮用，时间和次数不限。

功效：清热解毒，解表生津。

小提示

饮用时加入适量的红糖，口感会更好。

五味子蜜绿茶

配方：绿茶5克，北五味子4克，蜂蜜适量。

做法：将五味子和绿茶放入杯中，加入适量的蜂蜜，用热水冲泡10分钟即可饮用。

用法：代茶频饮，时间不限。

功效：清肝火，补五脏之气。

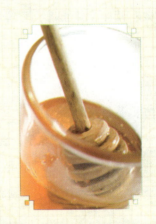

醉酒
ZUIJIU

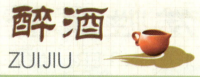

——乌梅和绿茶，解酒它最佳

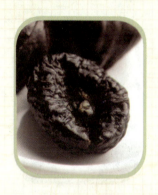

在医学上，醉酒叫作急性酒精中毒。过量的酒精会增加肝脏的负担，使肝脏解毒功能下降；长期过量饮酒还会影响脂肪代谢，导致脂肪肝。解酒茶可以减轻醉酒后的不适，茶叶中的茶碱可以维持血液的酸碱平衡。

特效药茶偏方

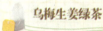

乌梅生姜绿茶

配方：乌梅5克，绿茶2克，生姜2克。

做法：将乌梅去核，和生姜均切片，放入杯子里，加入2克绿茶，用热水冲泡10分钟即可饮用。

用法：代茶饮用，时间和次数不限。

功效：清热生津止渴，可解醉酒烦渴。

葛根花茶

配方：葛根花5克。

做法：将葛根花洗净晾干，放入杯子里，用热水冲泡10分钟即可饮用。

用法：代茶频饮，时间不限。

功效：葛根花性味甘平，醒脾和胃解渴，可解酒毒。

声音嘶哑
SHENGYIN SIYA

——菊花加绿茶，声音不嘶哑

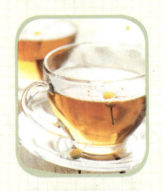

声音嘶哑是喉部病变的主要症状，可因全身疾病引起。中医认为，声音嘶哑是由于肝火郁结、肾虚两亏所致。它是生活中常见的现象，多半是由于饮食不节或用嗓过度所致。平时应注意休息或喝点菊花茶。

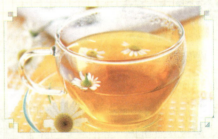

特效药茶偏方

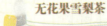
菊花绿茶

配方：菊花5克，绿茶3克。

做法：将菊花去除杂质、晾干，与绿茶混合放入杯子里，用热水冲泡5分钟即可饮用。

用法：代茶饮用，时间和次数不限。

功效：菊花茶可以清热去火，对眼睛疲劳、头痛均有一定的作用。

无花果雪梨茶

配方：干无花果10克，雪梨10克，冰糖2克。

做法：将雪梨洗净带皮切成小块，与无花果、冰糖一起放入杯中，用沸水冲泡10分钟即可饮用。

用法：代茶饮用，时间和次数不限。

功效：滋养肝肾，利嗓开音。适用于慢性喉炎。

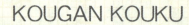
口干口苦
KOUGAN KOUKU
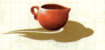
——柠檬配菊花，清热抗氧化

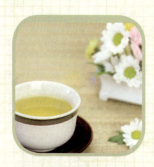

口干和口苦俗称为上火。中医认为，其主要是由于肝气郁结、阴虚火旺所致。日常调理时，应多吃些水果和蔬菜，多饮水，适当喝些蜂蜜柚子茶，可以有效缓解病情。

特效药茶偏方

菊花柠檬蜜茶

配方：柠檬20克，菊花5克，蜂蜜适量。

做法：柠檬洗净切片，与干菊花、蜂蜜一起放入杯中，用沸水冲泡5分钟即可饮用。

用法：代茶饮用，时间和次数不限。

功效：菊花清热解毒；柠檬抗氧化。该茶饮不仅清热去火，长期饮用还有护肤美容的功效。

苦瓜蜜茶

配方：苦瓜10克，蜂蜜适量。

做法：将苦瓜洗净切片，与蜂蜜一起放入杯子里，用沸水冲泡5分钟即可饮用。

用法：代茶饮用，时间和次数不限。

功效：退火解热，补肾健脾。对于糖尿病患者有良好的降糖作用。

用嗓过度
YONGSANG GUODU

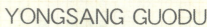

——麦冬金银花，护嗓它最佳

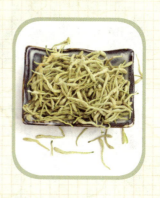

长期用嗓过度，可能导致慢性咽炎。一些特定的职业，如教师、播音、导游等容易用嗓过度；熬夜加班、烟酒过度等也会损害嗓子。因此，平日应多喝温开水，保证足够的睡眠；饮食宜清淡，不吃油炸辛辣刺激性食物，多吃新鲜的蔬菜和一些富含维生素的水果，如猕猴桃、西瓜等。

特效药茶偏方

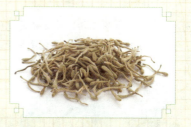

麦冬金银花茶

配方：麦冬5克，金银花5克，胖大海5克。

做法：将金银花去除杂质，晾干与麦冬、胖大海一起放入杯子里，用沸水冲泡10分钟即可饮用。

用法：代茶饮用，时间和次数不限。

功效：金银花和麦冬都有清热去燥的功能；胖大海清热润肺，利咽解毒。该茶饮对于护嗓有很好的效果。

禁忌：金银花性寒，胃寒体虚者不适宜饮用。

双皮护嗓茶

配方：新鲜梨皮5克，新鲜西瓜皮5克，冰糖2克。

做法：将西瓜皮洗净切成小块，梨皮洗净切成小片，和冰糖一起放入杯中，用沸水冲泡10分钟即可饮用。

用法：代茶频饮，时间不限。

功效：清凉润喉，清热利咽。该茶饮既可护嗓，又可防治咽喉疼痛。

第三章

家庭药茶小偏方，
全家需要保健康

居家生活，保健也是一门功课。当家里的老人或孩子腹泻、感冒、发热时，我们常感到手足无措，在这里，将介绍适合全家人饮用的药茶偏方。休息时，记得给家人泡上一杯养生保健茶。

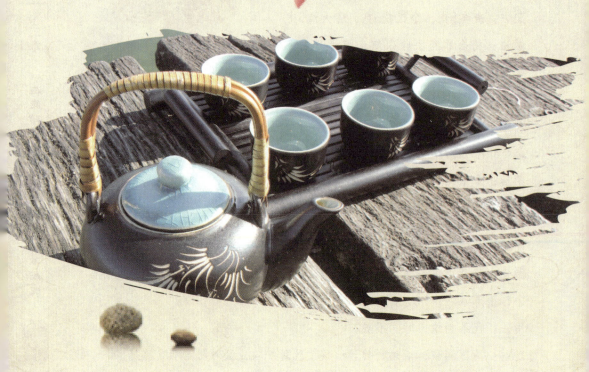

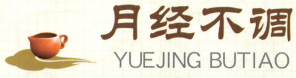

月经不调
YUEJING BUTIAO
——常喝泽兰叶，通经利活血

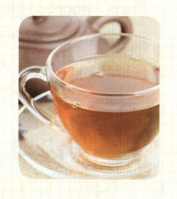

月经不调也称月经失调，是妇科常见病。中医认为，其主要是由正气不足、气血失调所致。女性经期应注意保暖，忌食寒凉生冷刺激之品，以防止寒气侵袭；注意休息，加强营养，增强体质；应尽量控制剧烈的情绪波动，避免强烈的精神刺激，保持心情愉快。

特效药茶偏方

泽兰茶

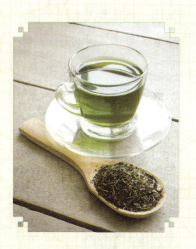

配方：泽兰叶10克，绿茶2克。

做法：①将泽兰叶去除杂质，撕成小片。②将准备好的泽兰叶与绿茶混合均匀，平均分成2份，用细纱布分别包好。③取1个茶包放入杯中，用沸水冲泡5分钟即可饮用。

用法：代茶饮用，时间和次数不限。

功效：泽兰有活血化瘀、行水消肿的作用。该茶饮可以通经利尿，健胃舒气，常用于原发性痛经的辅助治疗。

小提示

饮用时加入适量的红糖，口感和效果会更好。

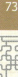

玫瑰花茶

配方：玫瑰花15克。

做法：将玫瑰花去除杂质，放入杯中，用沸水冲泡5分钟即可饮用。

用法：代茶饮用，时间和次数不限。

功效：玫瑰花有理气解郁、活血散瘀的作用。此款茶饮适用于经期腹痛者。

禁忌：玫瑰花性温，夏天不宜每天饮用。

小提示

饮用时加入适量的蜂蜜，口感会更好。

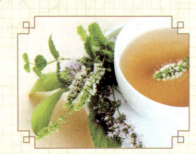

防病治病药茶

益母草蜜茶

配方：益母草花5克，蜂蜜25克，绿茶1克。

做法：将益母草花去除杂质、晾干，与绿茶一起放入杯子里，加入25克蜂蜜，用沸水冲泡5分钟即可饮用。

用法：每晚睡前喝1次。

功效：祛瘀，调经，和血。适用于月经不调、赤白带下、乳痈、胆囊炎等症。

鸡冠花茶

配方：鸡冠花10克，绿茶2克。

做法：①将鸡冠花去除杂质，晾干。

②将鸡冠花与绿茶混合均匀，平均分成2份，用细纱布分别包好。

③取1个茶包放入杯中，用热水冲泡5分钟即可饮用。

用法：每晚睡前喝一次。

功效：凉血，止血。适用于月经过多、赤白带下、吐血、尿血等症。

痛经
TONGJING

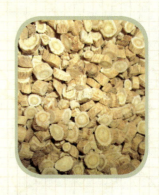

——黄芪玫瑰花，疼痛不必怕

痛经是指女性在经期及其前后，出现小腹或腰部疼痛，甚至痛及腰骶的症状。中医认为，痛经主要是由于肾气亏损、气血虚弱、寒凝血瘀所致。经期一定要注意保暖，尽量控制剧烈的情绪波动，保持心情愉快；饮食要合理，忌食生冷寒凉之品，以免寒凝血瘀而使痛经加重。

特效药茶偏方

 黄芪玫瑰花茶

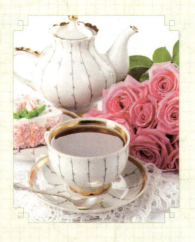

配方：黄芪10克，玫瑰花10克。

做法：①将玫瑰花去除杂质晾干，黄芪磨成粗末。

②将准备好的玫瑰花与黄芪混合均匀，平均分成5份，用细纱布分别包好。

③取1个茶包放入杯中，用热水冲泡5分钟即可饮用。

用法：代茶饮用，时间和次数不限。

功效：黄芪补脾益气；玫瑰花理气养颜。两者搭配能补气养肝，消郁除烦，

小提示

饮用时加入适量的蜂蜜，口感会更好。

可调月经不顺。

禁忌：玫瑰花性温，夏季时不宜每天饮用。另外，玫瑰花有收敛的作用，因此痔疮患者不宜饮用。

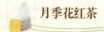 月季花红茶

小提示

　　脾胃虚弱者，饮用时适量放一些红糖，效果会更好。

配方：月季花5克，红茶2克，红糖适量。

做法：①月季花晾干，去除杂质。

②将月季花与红茶混合均匀，平均分成2份，用细纱布分别包好。

③取1个茶包放入杯中，加入适量的红糖，用热水冲泡10分钟即可饮用。

用法：每日饭后服用。

功效：月季花有活血调经、消肿解毒的作用。该茶饮适用于痛经、月经不调、经期食欲不振、血瘀肿痛等症。

禁忌：月季花活血作用很明显，因此孕妇忌饮用。

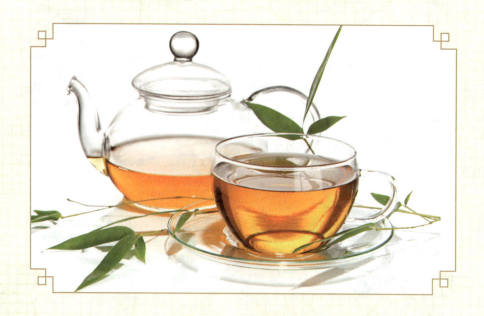

防病治病药茶

小提示
　　饮用时可加入适量的蜂蜜，口感会更好。

二花调经茶

配方：玫瑰花9克，月季花9克，红茶3克。

做法：①选取上等月季花与玫瑰花，去除杂质。

②将磨好的月季花、玫瑰花与红茶混合均匀，平均分成3份，用细纱布分别包好。

③取1个茶包放入杯中，用热水冲泡10分钟即可饮用。

用法：每日早、晚各1次。

功效：调经，止痛。

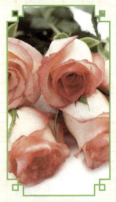

莲花绿茶

小提示
　　饮用时可加入适量的蜂蜜，口感会更好。

配方：莲花6克，绿茶3克。

做法：①将莲花晾干，去除杂质。

②将准备好的莲花与绿茶混合均匀，平均分成3份，用细纱布分别包好。

③取1个茶包放入杯中，用热水冲泡10分钟即可饮用。

用法：代茶饮用，时间和次数不限。

功效：凉血，清心，止血。适用于月经过多、瘀血腹痛等症。

小提示：饮用时加入适量的冰糖，口感会更好。

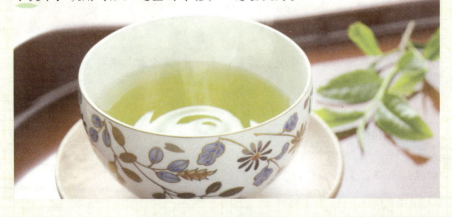

闭经
BIJING

——当归益母茶，补血化瘀佳

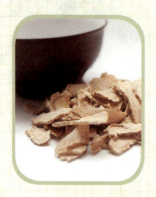

闭经是妇科疾病的常见症状。中医认为，闭经多数是由肝肾不足、气血亏虚所致。闭经者饮食宜清淡，多食用易消化、具有活血通经作用的食物；注意补血，多食具有补血作用的食物，如蛋类、乳类、新鲜蔬菜、水果、豆类及豆制品等。

特效药茶偏方

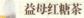

小提示

> 如果腹痛，可以在饮用之后用热水袋暖腹，能有效缓解疼痛。

益母红糖茶

配方：当归10克，益母草10克，红糖适量。

做法：①将益母草去除杂质，与当归均磨成粗末。

②将磨好的当归和益母草混合均匀，平均分成5份，用细纱布分别包好。

③取1个茶包放入杯中，用沸水冲泡10分钟，待红糖完全溶化后即可饮用。

用法：每日早、晚各1次。

功效：益母草活血瘀，祛瘀，调经；当归补血活血，调经止痛，润肠通便。两者搭配，适用于闭经、少经等症。

当归桃仁茶

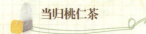

配方：当归15克，桃仁12克，白芍12克，甘草7克。

做法：①将桃仁烘干，与当归、白芍、甘草均磨成粉末。

②将以上准备好的材料混合均匀，平均分成6份，分别装入滤泡纸袋里制成茶包。

③取1个茶包放入杯中，用沸水冲泡10分钟即可饮用。

用法：每日早、晚各1次。

功效：当归具有补血、活血的功效；桃仁有活血散瘀的作用；白芍可滋阴。该茶饮适用于闭经、痛经之症。

禁忌：经期过长、经量过多者不宜饮用。

防病治病药茶

红花糖茶

配方：红花5克，黑砂糖25克，绿茶5克。

做法：①将红花晾干，去除杂质。

②将红花与绿茶混合均匀，平均分成5份，用细纱布分别包好。黑砂糖平均分成5份，每次泡茶时取1份放入杯子里。

③取1个茶包放入杯中，加入5克黑砂糖，用沸水冲泡5分钟即可饮用。

用法：每晚睡前喝1次。

功效：调经，理气。

小提示

饮用时加入适量的红糖，口感会更好。

川芎茶

配方：川芎3克，茶叶6克。

做法：①将川芎去除杂质磨成粉末。

②将川芎粉与茶叶混合均匀，平均分成3份，分别装入滤泡纸袋里制成茶包。

③取1个茶包放入杯中，用沸水冲泡10分钟即可饮用。

用法：每日早、晚各1次。

功效：川芎性温，味辛，有和血、行气、疏风的作用。

白带异常
BAIDAI YICHANG

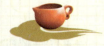

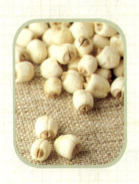

白带异常是一种很常见的妇科疾病。量多是它的临床表现之一。中医认为，其主要是由于脾虚肝郁、湿热下注所致。患有白带异常的女性应注意休息，平时要多吃具有健脾祛湿作用的食物，如山药、莲子、薏米等。

特效药茶偏方

冰糖莲子茶

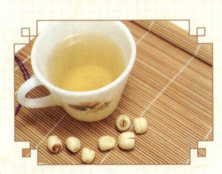

配方：莲子20克，冰糖10克。

做法：①将莲子磨成粉末，冰糖碾碎。

②将磨好的莲子与冰糖混合均匀，平均分成5份，分别装入滤泡纸袋里制成茶包。

③取1个茶包放入杯中，用热水冲泡10分钟即可饮用。

用法：代茶饮用，时间和次数不限。

功效：莲子性平，具有益肾固精、补脾止泻、养心安神的功能。此款茶饮适用于月经过多、白带异常等病症。

禁忌：便秘患者不宜饮用，孕妇慎饮。

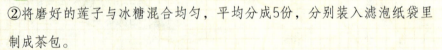

冬瓜子糖茶

配方：冬瓜子18克，冰糖适量。

做法：①将冬瓜子洗净、晾干。

②将晾干的冬瓜子平均分成6份，用细纱布分别包好。

③取1个茶包放入杯中，加入适量的冰糖，用沸水冲泡10分钟即可饮用。

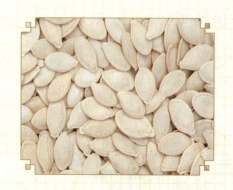

用法：代茶饮用，时间和次数不限。

功效：冬瓜子有消痈、利水的作用。该茶饮适用于白带异常或白带过多的症状。

禁忌：体质虚寒者慎饮。

防病治病药茶

龙胆山药茶

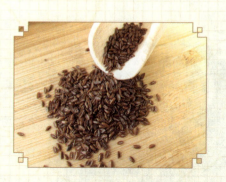

配方：龙胆草10克，干山药5克，芡实5克，白果、黄柏、车前子各3克。

做法：①将龙胆草去除杂质，与其他材料均磨成粉末。

②将准备好的材料混合均匀，平均分成5份，分别装入滤泡纸袋里制成茶包。

③取1个茶包放入杯中，用热水冲泡5分钟即可饮用。

用法：代茶饮用，时间和次数不限。

功效：泻肝火，健脾补肾，固涩敛精。

产后恶露不绝

CHANHOU ELU BUJUE

——红糖益母草，恶露不再扰

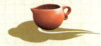

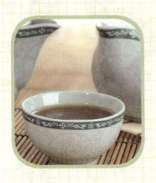

产后恶露持续3周以上仍淋沥不断，称为产后恶露不绝。中医学认为，恶露为血所化，产后恶露不绝主要是由于气虚不摄，气血运行失常所致。妇女产后应尽可能多休息，不要使自己劳累；饮食宜清淡，应以补虚和祛瘀为治疗原则。

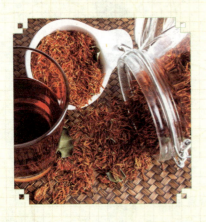

特效药茶偏方

益母红花桃仁茶

配方：益母草10克，红花10克，核桃仁5克，急性子5克，红糖适量。

做法：①将益母草、核桃仁、急性子均磨成粉末，红花晾干、去除杂质。

②将以上处理好的材料混合均匀，平均分成5份，分别装入滤泡纸袋里制成茶包。

③取1个茶包放入杯中，加入适量的红糖，用沸水冲泡5分钟即可饮用。

用法：每日早、晚各1次。

小提示

冲泡时加入2颗红枣，效果会更好。

功效：益母草清热解毒，活血调经；红花活血化瘀；急性子破瘀消积。该茶饮对于恶露不绝效果很好。

禁忌：益母草活血化瘀，阴虚血少者忌服。

山楂香附茶

小提示

冲泡时加入2～3颗红枣，效果会更好。

配方：山楂30克，香附15克，红糖适量。

做法：①将香附磨成粉末，山楂洗净、切成细丝。

②将磨好的香附与准备好的山楂混合均匀，平均分成5份，分别装入滤泡纸袋里制成茶包。

③取1个茶包放入杯中，加入适量的红糖，用热水冲泡5分钟即可饮用。

用法：每日早、晚各1次。

功效：香附有理气解郁、止痛调经的作用；红糖可以补血、活血；山楂开脾健胃。此款茶饮适用于血瘀型产后恶露不绝。

禁忌：凡气虚无带、阴虚血热者禁用。

防病治病药茶

马齿苋茶

小提示

冲泡时加入适量的白糖，口感会更好。

配方：马齿苋30克。

做法：①将马齿苋去除杂质，磨成粉末。

②将磨好的马齿苋平均分成6份，分别装入滤泡纸袋里制成茶包。

③取1个茶包放入杯中，用沸水冲泡10分钟即可饮用。

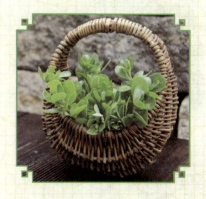

用法：每日早、晚各1次。

功效：清热利湿，解毒。适用于脾阳虚型产后恶露不绝。

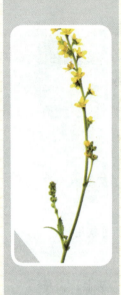

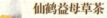

仙鹤益母草茶

配方：仙鹤草30克，益母草30克，红糖适量。

做法：①将仙鹤草与益母草去除杂质，均磨成粉末。

②将磨好的仙鹤草与益母草混合均匀，平均分成5份，分别装入滤泡纸袋里制成茶包。

③取1个茶包放入杯中，加入适量的红糖，用沸水冲泡5分钟即可饮用。

用法：每日早、晚各1次。

功效：仙鹤草能收敛止血、益母草能活血调经。本茶饮适用于防治产后恶露不绝。

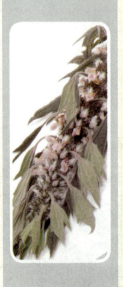

全草茶

配方：全草15克，益母草10克。

做法：①将全草去除杂质，与益母草均磨成粉末。

②将以上准备好的材料混合均匀，平均分成5份，分别装入滤泡纸袋里制成茶包。

③取1个茶包放入杯中，用沸水冲泡10分钟即可饮用。

用法：代茶饮用，时间和次数不限。

功效：两者均有活血通经的作用，适用于产后恶露不绝。

前列腺炎
QIANLIEXIANYAN

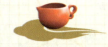

—— 竹叶车前草，利尿效果好

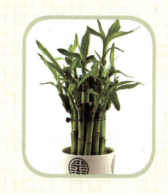

前列腺炎是成年男性的常见病之一。中医认为，其主要是由于肝气郁结引起的，因为前列腺为肝经所属。生活中我们一要注意防寒保暖，因为寒冷往往会使病情加重；二要注意劳逸结合，不要因劳累过度而耗伤中气。

特效药茶偏方

竹叶车前草茶

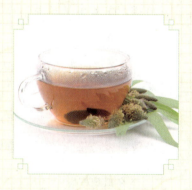

配方：车前草100克，竹叶心10克，生甘草10克。

做法：①将竹叶心去除杂质晾干，与车前草、甘草均磨成粗末。

②将以上准备好的材料混合均匀，平均分成10份，用细纱布分别包好。

③取1个茶包放入杯中，用热水冲泡5分钟即可饮用。

用法：代茶饮用，时间和次数不限。

功效：车前草清热利尿；竹叶心清心除烦、清热解毒。该茶饮对泌尿系统感染、病毒性肝炎等均有较好疗效。

禁忌：肾气虚脱者禁用。

小提示

饮用时加入适量的冰糖，口感会更好。

贯众莲子茶

配方：生贯众10克，莲子10克。

做法：①将生贯众与莲子均磨成粉末。

②将磨好的生贯众与莲子混合均匀，平均

分成5份，分别装入滤泡纸袋里制成茶包。

③取1个茶包放入杯中，用热水冲泡10分钟即可饮用。

用法：代茶饮用，时间和次数不限。

功效：生贯众有清热解毒之效，与莲子搭配，对于前列腺炎效果很好。

禁忌：大便燥结者禁用。

小提示

饮用时加入适量的冰糖，口感会更好。

防病治病药茶

灯芯苦瓜茶

配方：灯芯草10克，苦瓜20克。

做法：①将苦瓜洗净切成小段，灯芯草去除

杂质磨成粗末。

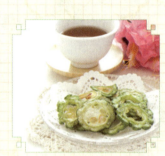

②将准备好的苦瓜与灯芯草混合均匀，平均分成5份，用细纱布分别包好。

③取1个茶包放入杯中，用热水冲泡10分钟即可饮用。

用法：代茶饮用，时间和次数不限。

功效：清心降火，利水通淋。

冬瓜葫芦茶

配方：葫芦壳25克，冬瓜皮25克，西瓜皮15克，红枣10克。

做法：①将冬瓜皮、西瓜皮洗净切成小块，红枣去核切成细丝，葫芦壳

磨成粉末。

②将以上准备好的材料混合均匀，平均分成5份，分别装入滤泡纸袋里

制成茶包。

③取1个茶包放入杯中，用热水冲泡10分钟即可饮用。

用法：代茶饮用，时间和次数不限。

功效：利尿除湿。适用于前列腺肥大患者，又能减轻腹胀，解湿毒。

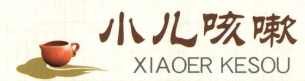

小儿咳嗽
XIAOER KESOU

—— 雪梨加川贝，止咳又润肺

小儿咳嗽是一种防御性反射运动。中医认为，咳嗽主要由体质虚弱、肺功能失调等引起。平时家长要加强小儿营养及身体锻炼，增强其免疫力，室内要保证空气清新以及适当的通风；尽量避免小儿接触致敏性物质，如虾、蛋、花粉等。

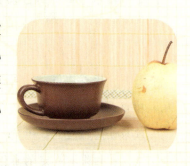

特效药茶偏方

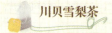
川贝雪梨茶

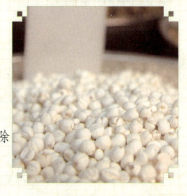

配方：川贝10克，雪梨15克，冰糖适量。

做法：①将雪梨洗净切成小块，川贝去除杂质，磨成粉末。

②将切好的雪梨与川贝混合均匀，平均分成5份，分别装入滤泡纸袋里制成茶包。

③取1个茶包放入杯中，加入适量的冰糖，用热水冲泡5分钟即可饮用。

用法：代茶饮用，时间和次数不限。

小提示

冲泡时加入1～2颗红枣，口感会更好。

功效：川贝有润肺、止咳的作用；雪梨能化痰、清热。该茶饮对于治疗小儿咳嗽效果很好。

禁忌：体质虚寒的小儿不宜饮用。

白果红枣茶

配方：红枣5克，白果5克。

做法：①将红枣去核、切成细丝，白果磨成粉末。

②将红枣与磨好的白果混合均匀，平均分成5份，分别装入滤泡纸袋里制成茶包。

③取1个茶包放入杯中，用沸水冲泡5分钟即可饮用。

用法：代茶饮用，时间和次数不限。

功效：红枣性温，益气补气、健脾胃；白果性平，敛肺气、定咳喘。此款茶饮对一些久咳不愈、反复感冒、发热的患儿很有效果。

禁忌：白果有一定的毒性，注意不要过量。

小提示

饮用时加入适量的冰糖，口感会更好。

防病治病药茶

罗汉果绿茶

小提示

饮用时加入适量的白糖或冰糖，口感会更好。

配方：罗汉果40克，绿茶2克。

做法：①将罗汉果洗净，带皮切成小块。

②将切好的罗汉果与绿茶混合均匀，平均分成2份，用细纱布分别包好。

③取1个茶包放入杯中，用热水冲泡5分钟即可饮用。

用法：代茶饮用，时间和次数不限。

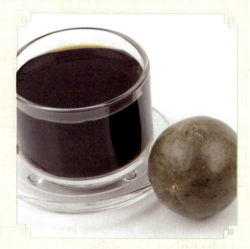

功效：罗汉果味甘性凉，有清热润肺、止咳化痰作用，用于治疗百日咳效果很好。

淡竹橄榄茶

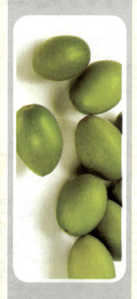

配方：淡竹叶25克，橄榄15克，绿茶2克，红糖20克。

做法：①将橄榄去核切成小块，竹叶去除杂质撕成小片。

②将竹叶、橄榄、绿茶混合均匀，平均分成2份，用细纱布分别包好。

③取1个茶包放入杯中，加入10克红糖，用热水冲泡5分钟即可饮用。

用法：代茶频饮，时间不限。

功效：利咽清肺，化痰解毒，生津止渴。

小提示

饮用时加入适量的白糖或冰糖，口感会更好。

绿豆青茶

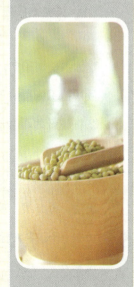

配方：绿豆50克，青茶2克，冰糖适量。

做法：①将绿豆去除杂质，磨成粉末。

②将磨好的绿豆与青茶混合均匀，平均分成2份，分别装入滤泡纸袋里制成茶包。

③取1个茶包放入杯子里，加入适量的冰糖，用沸水冲泡10分钟即可饮用。

用法：代茶饮用，时间和次数不限。

功效：绿豆、青茶均有清热的作用。该茶饮可以用于治疗流感、热咳等症。

小儿遗尿
XIAOER YINIAO

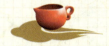

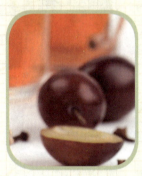

<big>小</big>儿遗尿是指小儿睡眠中小便自遗，醒后方觉的一种病症。大多数小儿遗尿主要是由精神因素、卫生习惯以及环境因素等引起。家长应注意，不要让小儿白天过度玩闹，以免夜间熟睡后不易醒；饮食上要少盐，晚饭要少喝水。

特效药茶偏方

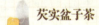
芡实盆子茶

小提示

饮用时加入适量的蜂蜜，口感会更好。

配方：芡实50克，覆盆子20克。

做法：①将覆盆子和芡实均磨成粉末。

②将磨好的覆盆子和芡实混合均匀，平均分成5份，分别装入滤泡纸袋里制成茶包。

③取1个茶包放入杯子里，用沸水冲泡5分钟即可饮用。

用法：每日早、晚各1次。

功效：芡实益肾、补脾；覆盆子涩尿、补肾。此款茶饮适用于肾虚遗尿小儿。

禁忌：肠胃消化不好的幼儿要慎用。

李子茶

小提示

冲泡时加入1~2颗红枣，口感会更好。

配方：李子20克，绿茶2克，蜂蜜适量。

做法：①将李子洗净、切成小块。

②将切好的李子与绿茶混合均匀，平均分成2份，用细纱布分别包好。

③取1个茶包放入杯中，加入适量的蜂蜜，用热水冲泡5分钟即可饮用。

用法：代茶频饮，时间不限。

功效：李子有清泻肝热、益肾的作用，与绿茶搭配可以清热利湿、柔肝散结。本茶饮适用于小儿肝经湿热型遗尿。

禁忌：李子含有大量的果酸，不要给小儿过多饮用。

防病治病药茶

韭菜根茶

配方：韭菜根25克。

做法：①将韭菜根洗净、切成小段。

②将切好的韭菜根平均分成5份，用细纱布包好。

③取1个茶包放入杯中，用热水冲泡10分钟即可饮用。

用法：每日早、晚各1次。

功效：健胃，促进儿童肠道消化。适用于小儿遗尿。

乌药茶

配方：乌药10克，益智仁5克。

做法：①将乌药与益智仁均磨成粉末。

②将磨好的乌药与益智仁混合均匀，平均分成5份，分别装入滤泡纸袋里制成茶包。

③取1个茶包放入杯中，用热水冲泡5分钟即可饮用。

用法：每日早、晚各1次。

功效：益肾，促进肠蠕动。适用于小儿遗尿、夜尿频繁等症。

小儿消化不良

XIAOER XIAOHUA BULIANG

——山楂橘子皮，清肺健胃脾

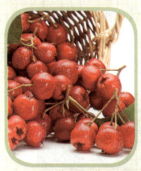

医学上称之为功能性消化不良。中医认为，小儿消化不良多因脾胃虚弱、饮食不当所致。父母需注意，喂养孩子要定时定量，养成良好的饮食习惯，以保证营养的全面性；平时要注意小儿腹部的保暖。

特效药茶偏方

山楂橘皮茶

配方：山楂20克，橘皮15克，生姜3片，白糖适量。

做法：①将山楂去核切片，橘皮洗净、切成细丝。

②将切好的橘子皮、山楂片与姜片混合均匀，平均分成3份，用细纱布分别包好。

③取1个茶包放入杯中，加入适量的白糖，用热水冲泡即可饮用。

用法：每日早、晚各1次。

功效：山楂有开胃健脾的作用，橘皮可以清热。此款茶饮适用于小儿消化不良、恶心呕吐等。

禁忌：脾胃虚弱的小儿禁用。

小提示

冲泡时加入2～3颗红枣，效果会更好。

陈皮茶

小提示

饮用时加入适量的冰糖，口感会更好。

配方：陈皮20克，茶叶15克。

做法：①将陈皮切成小片或丝状。

②将陈皮与茶叶混合均匀，平均分成5份，分别装入滤泡纸袋里制成茶包。

③取1个茶包放入杯中，用热水冲泡5分钟即可饮用。

用法：代茶饮用，时间和次数不限。

功效：陈皮有健脾、消食的作用。适用于小儿消化不良。

禁忌：陈皮不要给小儿直接食用，否则将引起胃酸。

防病治病药茶

双皮红枣茶

配方：红枣5克，鲜橘皮10克，干橘皮3克。

做法：①将鲜橘皮洗净切成小块，红枣去核切成细丝，干橘皮磨成粗末。

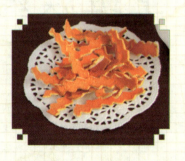

②将以上准备好的材料混合均匀，平均分成3份，用细纱布分别包好。

③取1个茶包放入杯中，用热水冲泡5分钟即可饮用。

用法：代茶饮用，时间和次数不限。

功效：温胃健脾。适用于消化不良。

神曲麦芽茶

配方：神曲20克，大麦芽20克。

做法：①将大麦芽去除杂质，与神曲均磨成粉末。

②将磨好的神曲与大麦芽混合均匀，平均分成5份，分别装入滤泡纸袋里制成茶包。

③取1个茶包放入杯中，用热水冲泡5分钟即可饮用。

用法：代茶饮用，时间和次数不限。

功效：益气调中，化食下气。

第四章

上班族药茶小偏方， 办公室里做保养

对于忙碌的上班族来说，养生保健的方法有很多，但也许无法花很多的时间去坚持。养生茶包恰恰解决了这个问题，而且它方便携带，即使工作再忙，也可以随时泡上一杯。

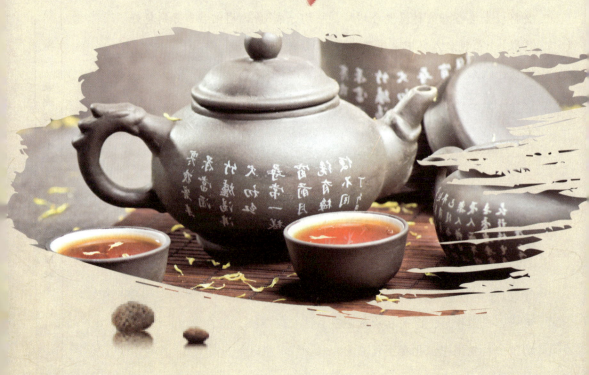

经常熬夜
JINGCHANG AOYE

——菊花滋阴茶，提神解困乏

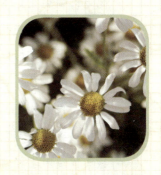

现代社会生活节奏加快，年轻人的夜生活也丰富多样，习惯熬夜的人越来越多。从健康的角度讲，熬夜害处多多。人经常熬夜，极易引起身体疲劳，免疫力也会跟着下降。所以，平时应该尽量保持规律作息，以免上班时困乏。

特效药茶偏方

菊花枸杞红枣茶

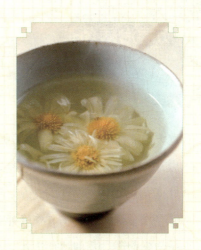

配方：菊花15克，枸杞子10克，红枣5克。

做法：①将菊花去除杂质晾干，红枣去核、洗净，切成细丝或小丁。

②将准备好的菊花、红枣与枸杞子混合均匀，平均分成5份，用细纱布分别包好。

③取1个茶包放入杯中，用热水冲泡5分钟即可饮用。

用法：代茶饮用，时间和次数不限。

功效：菊花散风清热、清肝明目；枸杞滋阴补肾、养血安神。两者与红枣搭配

小提示

饮用时加入适量的冰糖，口感会更好。

可以有效地改善和保护电脑工作者的视力、缓解疲劳等。

禁忌：感冒、胃寒者慎用。

菩提薄荷茶

小提示

饮用时加入适量的冰糖，口感会更好。

配方：菩提花10克，橙花10克，薄荷15克。

做法：①将菩提花、橙花去除杂质晾干，薄荷洗净撕成小片。

②将以上准备好的材料混合均匀，平均分成5份，用细纱布分别包好。

③取1个茶包放入杯中，用热水冲泡10分钟即可饮用。

用法：代茶饮用，时间和次数不限。

功效：菩提花可以缓解情绪；橙花改善睡眠；薄荷疏风散热、清头目。该茶饮适用于经常熬夜、失眠的人群。

禁忌：表虚多汗者禁用。

防病治病药茶

茉莉安神茶

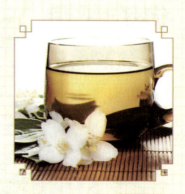

配方：茉莉花15克，香蜂叶10克。

做法：①将茉莉花晾干、去除杂质，香蜂叶撕成小片。

②将准备好的茉莉花与香蜂叶混合均匀，平均分成5份，用细纱布分别包好。

③取1个茶包放入杯子里，用沸水冲泡5分钟即可饮用。

用法：代茶饮用，时间和次数不限。

功效：镇静安神，消除疲劳。

小提示

饮用时加入适量的冰糖，口感会更好。

大麦茶

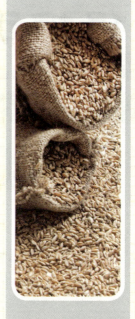

配方：大麦20克。

做法：①将大麦洗净晾干，用文火在锅内翻炒，直到表皮焦黄为止，然后去皮、磨成末。

②将准备好的大麦粉平均分成5份，分别装入滤泡纸袋里制成茶包。

③取1个茶包放入杯中，用热水冲泡10分钟即可饮用。

用法：代茶饮用，时间和次数不限。

功效：提神解乏，调理肠胃。

禁忌：大麦茶有回奶作用，哺乳期的女性不宜饮用。

牛蒡枸杞子茶

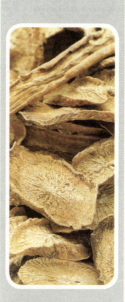

配方：牛蒡30克，枸杞子20克。

做法：①将牛蒡磨成末，枸杞子晾干、去除杂质。

②将准备好的牛蒡与枸杞子混合均匀，平均分成5份，分别装入滤泡纸袋里制成茶包。

③取1个茶包放入杯中，用沸水冲泡15分钟即可饮用。

用法：代茶饮用，时间和次数不限。

功效：增强体力，促进新陈代谢。

保护视力
BAOHU SHILI

——枸杞杭白菊，明目防眼疾

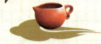

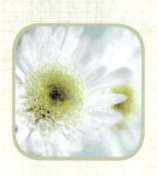

上班族经常面对电脑，很容易用眼疲劳，导致近视或其他视力问题。中医认为，眼疾多由肝气虚引起。保护视力，应该尽量减少接触电视、电脑；可以多吃一些富含胡萝卜素A的蔬菜和水果，如胡萝卜、油菜、西红柿、杏等。另外，菊花中含有大量胡萝卜素，喝菊花茶可以有效保护视力。

特效药茶偏方

枸杞子白菊茶

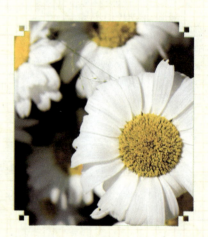

配方：枸杞子10克，白菊花6克。

做法：①将白菊花去除杂质，枸杞子洗净晾干。

②将磨好的菊花与枸杞子混合均匀，平均分成2份，用细纱布分别包好。

③取1个茶包放入杯中，用热水冲泡5分钟即可饮用。

用法：代茶饮用，时间和次数不限。

功效：枸杞子能补肾益脑；菊花清凉明目。本茶饮可以有效地保护和改善长期

小提示

饮用时加入适量的冰糖，口感会更好。

面对电脑工作者的视力。

禁忌：该茶饮属凉性，风寒感冒者禁用。

菊花龙井茶

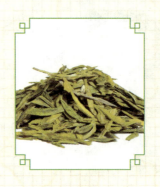

配方：菊花5克，龙井茶3克。

做法：①将菊花晾干、去除杂质。

②将准备好的菊花与龙井茶混合均匀，平均

分成2份，用细纱布分别包好。

③取1个茶包放入杯子里，用热水冲泡5分钟即可饮用。

用法：代茶饮用，时间和次数不限。

功效：菊花有明目、清热之功效；龙井茶可以抗菌、消

炎。此茶饮适用于肝火上升所致的红眼病。

防病治病药茶

银耳冰糖茶

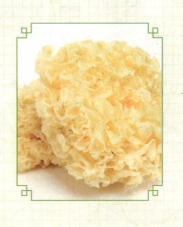

配方：干银耳30克，冰糖60克，茶叶6克。

做法：①将银耳去除杂质，磨成粗末，冰糖捣

成小块。

②将准备好的银耳、冰糖与茶叶混合均匀，平均分成6份，用细纱布

分别包好。

③取1个茶包放入杯子里，加入10克冰糖，用热水冲泡10分钟即可饮用。

用法：代茶饮用，时间和次数不限。

功效：清肺热，益脾胃。本茶饮对于预防近视、缓解视力下降效果很好。

桑叶菊花茶

配方：桑叶5克，菊花15克，甘草5克，绿茶2克。

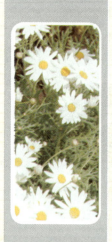

做法：①将菊花、甘草去除杂质，均磨成粗末，桑叶撕成小片。

②将准备好的材料混合均匀，平均分成2份，用细纱布分别包好。

③取1个茶包放入杯中，用热水冲泡15分钟即可饮用。

用法：代茶频饮，时间不限。

功效：清肝明目，消炎解毒，祛痰镇咳。可以缓解眼干、眼涩等症。

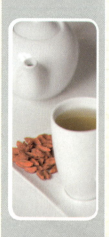

枸杞子红茶

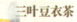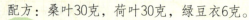

配方：枸杞子10克，红茶2克。

做法：①将枸杞子晾干、去除杂质。

②将晾干的枸杞子与红茶混合均匀，平均分成2份，用细纱布分别包好。

③取1个茶包放入杯中，用沸水冲泡5分钟即可饮用。

用法：代茶饮用，时间和次数不限。

功效：益肝明目，润肺补肾，养血。适用于视力减退等病症。

三叶豆衣茶

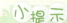

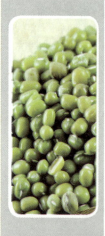

配方：桑叶30克，荷叶30克，绿豆衣6克。

做法：①将桑叶、荷叶均撕成小片。

②将准备好的材料与绿豆衣混合均匀，平均分成6份，用细纱布分别包好。

③取1份茶包放入杯子里，用沸水冲泡即可饮用。

用法：代茶饮用，时间和次数不限。

功效：清热解毒，清肝明目。

精神紧张
JINGSHEN JINZHANG

——柠檬薰衣草，滋补少不了

精神紧张是目前一种十分流行的"文明病"，它是人的机体对现代生活节奏加快、竞争压力大等刺激所做出的反应。精神紧张会导致体内的一些激素的分泌失去平衡、新陈代谢加快等。平时一定要劳逸结合、注意休息，保持良好的睡眠习惯，以防精神紧张带来的不适。

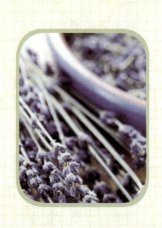

特效药茶偏方

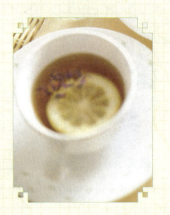

薰衣草柠檬茶

配方：柠檬15克，薰衣草10克。

做法：①将柠檬洗净、切成薄片，薰衣草晾干、去除杂质。

②将切好的柠檬片与薰衣草混合均匀，平均分成5份，用细纱布分别包好。

③取1个茶包放入杯子里，用热水冲泡5分钟即可饮用。

用法：代茶频饮，时间不限。

功效：薰衣草可以减压、舒缓情绪；柠檬抗菌、提高免疫力。该茶饮有舒缓紧张情绪、镇定心神的作用，如果在睡前饮用，还能有助于睡眠。

禁忌：孕妇禁用。

蜂蜜鲜松汁

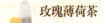

小提示

冲泡时加入2～3颗红枣，口感会更好。

配方：新鲜松枝20克，蜂蜜适量。

做法：①将松枝晾干、去除杂质。

②将晾干的松枝平均分成5份，用细纱布分别包好。

③取1个茶包放入杯中，加入适量的蜂蜜，用沸水冲泡15分钟即可饮用。

用法：代茶饮用，时间和次数不限。

功效：松枝有提高免疫力、抗疲劳的功效，与蜂蜜搭配有双向调节作用，上班时喝可以提神，长期喝又能提高睡眠质量。

禁忌：血虚者禁用。

防病治病药茶

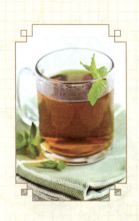

玫瑰薄荷茶

配方：玫瑰花10克，薄荷10克。

做法：①将玫瑰花晾干、去除杂质，薄荷洗净、撕成小片。

②将准备好的玫瑰花与薄荷混合均匀，平均分成5份，用细纱布分别包好。

③取1个茶包放入杯子里，用热水冲泡5分钟即可饮用。

用法：代茶饮用，时间和次数不限。

功效：玫瑰花具有活血化瘀、舒缓情绪的作用；薄荷可缓解疲劳。该茶饮可以有效缓解压力。

洋参百合茶

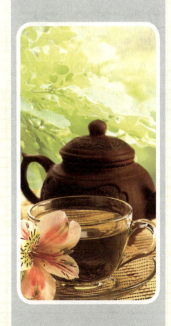

配方：百合（干）15克，西洋参10克，冰糖适量。

做法：①将百合与西洋参均磨成末。

②将磨好的百合与西洋参混合均匀，平均分成5份，分别装入滤泡纸袋里制成茶包。

③取1个茶包放入杯子里，加入适量的冰糖，用沸水冲泡10分钟即可饮用。

用法：代茶频饮，时间不限。

功效：化解压力，放松心情。

参枣茶

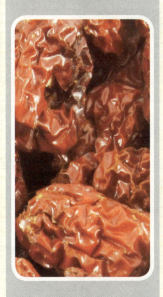

配方：红枣10克，西洋参5克。

做法：①将红枣去核、切成细丝，西洋参磨成粉末。

②将红枣丝与西洋参粉末混合均匀，平均分成5份，分别装入滤泡纸袋里制成茶包。

③取一个茶包放入杯中，用热水冲泡5分钟即可饮用。

用法：代茶饮用，时间和次数不限。

功效：消除疲劳，补气提神。

腰酸背痛

YAOSUAN BEITONG

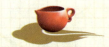

——玫瑰加菊花，美肌又解乏

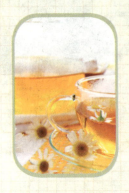

腰酸背痛是现代人常见的症状。主要是由于工作时间过长，体内蛋白质缺乏，导致脂肪不能充分燃烧，使体内产生了丙酮酸，并出现酸痛感。生活中要劳逸结合，合理安排好自己的休息时间；饮食上多吃一些富含蛋白质的食物，如牛奶、蛋类等。

特效药茶偏方

紫玫瑰菊花茶

小提示

饮用时加入适量的冰糖，口感会更好。

配方：紫玫瑰花15克，菊花10克。

做法：①将玫瑰花与菊花洗净、晾干。

②将准备好的菊花与玫瑰花混合均匀，平均分成5份，用细纱布分别包好。

③取1个茶包放入杯子里，用热水冲泡10分钟即可饮用。

用法：代茶饮用，时间和次数不限。

功效：紫玫瑰花可以疏肝解郁、舒缓情绪；菊花平肝明目、清热解毒。两者搭配，对于内分泌失调和经常腰酸背痛者很有好处。

禁忌：湿寒体质者慎用。

杜仲茶

配方：杜仲10克，枸杞子5克。

做法：①将枸杞子洗净晾干，杜仲磨成粉末。

②将枸杞子与杜仲粉末混合均匀，平均分成5份，分别装入滤泡纸袋里制成茶包。

③取1个茶包放入杯子里，用热水冲泡5分钟即可饮用。

小提示

饮用时加入1～2颗红枣，效果会更好。

用法：代茶饮用，时间和次数不限。

功效：杜仲具有补血、强壮筋骨的作用。本茶饮对于经常久坐、腰酸背痛者很有好处。

禁忌：肾虚、体弱者要禁用。

防病治病药茶

洋甘菊绿茶

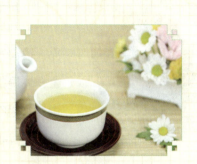

配方：洋甘菊10克，绿茶6克。

做法：①将洋甘菊晾干、去除杂质。

②将洋甘菊与绿茶混合均匀，平均分成5份，用细纱布分别包好。

③取1个茶包放入杯子里，用热水冲泡10分钟即可饮用。

用法：代茶饮用，时间和次数不限。

功效：洋甘菊具有促进血液循环、改善体质的作用。该茶饮可以缓解疲劳、调节内分泌。

红枣乌龙茶

配方：乌龙茶10克，红枣3克，枸杞子2克。

做法：①将红枣洗净、切成细丝，枸杞子洗净、晾干。

②将切好的红枣丝与乌龙茶、枸杞子混合均匀，平均分成2份，用细纱布分别包好。

③取1个茶包放入杯子里，用热水冲泡10分钟即可饮用。

用法：代茶饮用，时间和次数不限。

功效：缓解疲劳，生津利尿，抗菌消炎。

长期面对电脑工作

CHANGQI MIANDUI DIANNAO GONGZUO

——玫瑰配绿茶，美肤抗氧化

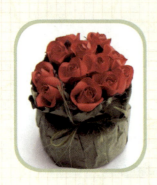

上班族每天工作时都要面对电脑，长此以往，很可能导致手腕、双肩、颈部、背部等部位出现酸胀疼痛。所以平时要保持工作环境的卫生，注意劳逸结合。另外，多喝茶也是不错的养生方法，因为茶叶中的茶多酚等活性物质有抵抗电脑辐射的功效。

特效药茶偏方

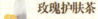
玫瑰护肤茶

配方：玫瑰花12克，芙蓉花10克。

做法：①将玫瑰花、芙蓉花晾干并去除杂质。

②将准备好的玫瑰花与芙蓉花混合均匀，平均分成5份，用细纱布分别包好。

③取1个茶包放入杯子里，用热水冲泡5分钟即可饮用。

用法：代茶饮用，时间和次数不限。

功效：芙蓉花有清热、排毒的功效；玫瑰花美容养颜、调和肝脾。两者搭配对

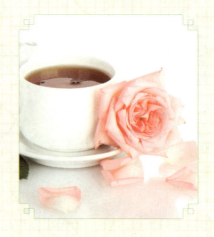

小提示

饮用时加入适量的蜂蜜，口感会更好。

于抗电脑辐射效果很好。

禁忌：体质湿寒者禁用。

柠檬菊花茶

配方：菊花10克，柠檬5克。

做法：①将菊花晾干、去除杂质，柠檬洗净、切成薄片。

②将柠檬片与菊花混合均匀，平均分成5份，用细纱布分别包好。

③取1个茶包放入杯子里，用热水冲泡10分钟即可饮用。

用法：代茶饮用，时间和次数不限。

功效：菊花防辐射、消除视疲劳；柠檬美白、消炎杀菌。该茶饮对于滋润肌肤、护眼的效果很好。

防病治病药茶

枸杞茶

配方：枸杞子10克，绿茶5克。

做法：①将枸杞子洗净、晾干。

②将枸杞子与绿茶混合均匀，平均分成5份，用细纱布分别包好。

③取1个茶包放入杯子里，用热水冲泡10分钟即可饮用。

用法：代茶频饮，时间不限。

功效：补肝，益肾，明目。本茶饮能有效缓解眼睛酸涩、疲劳等问题。

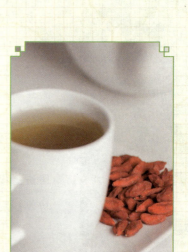

第四章

上班族药茶小偏方，办公室里做保养

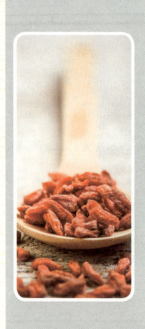

杞菊决明子茶

配方：菊花15克，决明子10克，枸杞子5克。

做法：①将决明子洗净晾干，放入锅内炒至出香味；菊花去除杂质；枸杞子洗净晾干。

②将以上准备好的材料混合均匀，平均分成5份，用细纱布分别包好。

③取1个茶包放入杯子里，用沸水冲泡10分钟即可饮用。

用法：代茶饮用，时间和次数不限。

功效：清肝泻火，养阴明目。

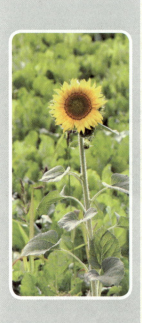

葵花茶

配方：向日葵花10克，绿茶4克。

做法：①将向日葵花晾干，磨成粗末。

②将磨好的葵花粉末与绿茶混合均匀，平均分成4份，用细纱布分别包好。

③取1个茶包放入杯子里，用热水冲泡10分钟即可饮用。

用法：代茶饮用，时间和次数不限。

功效：明目清热。可以缓解头痛、眼睛疲劳等症。

身体疲劳
SHENTI PILAO

——苦丁加蜂蜜，解乏又健脾

身体疲劳是由于人体细胞不能及时补充氧能量，而导致细胞加工厂缺乏动力。现代人往往有慢性疲劳综合征，这也是亚健康的一种表现。主要是由于生活中压力过大、工作时间较长，得不到充分休息导致。平时饮食要清淡，选择富含营养的食物，如蔬菜、水果、蛋类、水产品等。

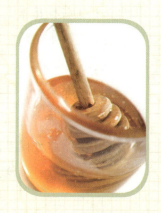

特效药茶偏方

苦丁蜂蜜茶

配方：苦丁茶20克，蜂蜜适量。

做法：①将苦丁茶平均分成5份，用细纱布分别包好。

②取1个茶包放入杯子里，加入适量的蜂蜜，用热水冲泡5分钟即可饮用。

用法：代茶饮用，时间和次数不限。

功效：苦丁茶具有提神醒脑、明目益思、降血压等作用；蜂蜜可以提高免疫力、美容。该茶饮对于缓解身体疲劳效果很好。

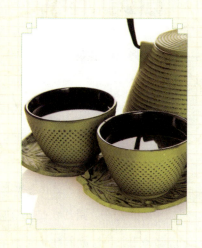

小提示

冲泡时加入2～3颗红枣，口感会更好。

禁忌：该茶饮属凉性茶，经期女性要少喝。

薄荷桂花茶

小提示

饮用时加入适量的冰糖，口感会更好。

配方：薄荷10克，桂花10克。

做法：①将桂花晾干、去除杂质，薄荷洗净、撕成小片。

②将桂花与处理好的薄荷混合均匀，平均分成5份，用细纱布分别包好。

③取1个茶包放入杯子里，用热水冲泡5分钟即可饮用。

用法：代茶频饮，时间不限。

功效：薄荷提神解郁、清利头目、疏肝解郁；桂花美白肌肤、排解体内毒素。两者搭配既可缓解身体疲劳，又可美容养颜。

禁忌：该茶饮性偏凉，体弱、脾虚、胃寒者禁用。

防病治病药茶

紫罗兰花茶

配方：紫罗兰花15克，薰衣草5克。

做法：①将紫罗兰花与薰衣草均晾干、去除杂质。

②将准备好的紫罗兰花与薰衣草混合均匀，平均分成5份，用细纱布分别包好。

③取1个茶包放入杯子里，用热水冲泡5分钟即可饮用。

用法：代茶饮用，时间和次数不限。

功效：调理气血，排毒养颜，消除疲劳，缓解压力。

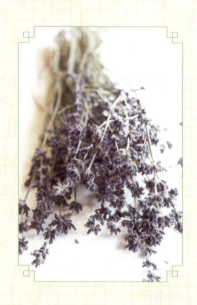

迷迭香花茶

配方：迷迭香15克，茶叶5克。

做法：①将迷迭香晾干、去除杂质。

②将处理好的迷迭香与茶叶混合均匀，平均分成5份，用细纱布分别包好。

③取1个茶包放入杯子里，用热水冲泡10分钟即可饮用。

用法：代茶饮用，时间和次数不限。

功效：舒缓身体疲劳，提神醒脑，增强记忆力。

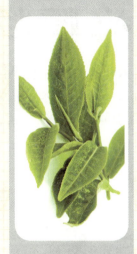

小提示

饮用时加入适量的冰糖或白糖，口感会更好。

桂花绿茶

配方：桂花12克，绿茶3克。

做法：①将桂花晾干、去除杂质。

②将晾干的桂花与绿茶混合均匀，平均分成3份，用细纱布分别包好。

③取1个茶包放入杯中，用热水冲泡5分钟即可饮用。

用法：代茶饮用，时间和次数不限。

功效：提神醒脑，振奋精神。

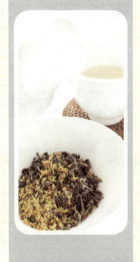

舒心茶

配方：莲子15克，茶叶5克，冰糖适量。

做法：①将莲子磨成粉末。

②将磨好的粉末与茶叶混合均匀，平均分成5份，分别装入滤泡纸袋里制成茶包。

③取1个茶包放入杯子里，加入适量的冰糖，用热水冲泡10分钟即可饮用。

用法：代茶饮用，时间和次数不限。

功效：养心益肾，清心宁神。

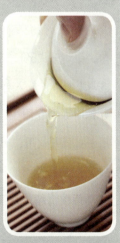

心情烦闷

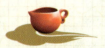

XINQING FANMEN

——茉莉薰衣草，养颜心情好

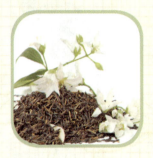

生活中人人都会遇到这样或那样的不顺心事，而且往往会使心情陷入忧郁、烦闷之中。烦躁的心情不但会影响我们的工作，还会影响我们的学习与生活。所以生活中应尽量保持心情的舒畅，多做一些有氧运动，比如慢跑、游泳等。

特效药茶偏方

茉莉薰衣草茶

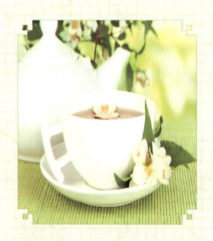

配方：茉莉花15克，薰衣草10克。

做法：①将薰衣草、茉莉花晾干并去除杂质。

②将处理好的茉莉花与薰衣草混合均匀，平均分成5份，用细纱布分别包好。

③取1个茶包放入杯子里，用热水冲泡5分钟即可饮用。

用法：代茶饮用，时间和次数不限。

功效：茉莉花清热降火、解压提神；薰衣草舒缓情绪、改善睡眠。两者搭配可

小提示

饮用时加入适量的冰糖，口感会更好。

以有效地缓解心情烦闷、失眠等症。

禁忌：茉莉花中的鞣酸会抑制铁的吸收，贫血者慎用。

合欢花茶

配方：合欢花10克，柠檬10克，萱草10克。

做法：①将合欢花、萱草晾干、去除杂质，柠檬洗净、切成薄片。

②将柠檬片与处理好的合欢花、萱草混合均匀，平均分成5份，用细纱布分别包好。

③取1个茶包放入杯子里，用热水冲泡5分钟即可饮用。

用法：代茶饮用，时间和次数不限。

功效：合欢花舒郁、理气；萱草清热解毒、增强抵抗力。该茶饮可有效缓解心情烦闷。

禁忌：经期、胃酸过多者禁用。

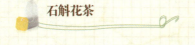
防病治病药茶

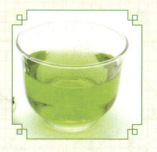

石斛花茶

配方：石斛花15克，绿茶5克。

做法：①将石斛花晾干、去除杂质。

②将晾干的石斛花与绿茶混合均匀，平均分成5份，用细纱布分别包好。

③取1个茶包放入杯子里，用热水冲泡5分钟即可饮用。

用法：代茶饮用，时间和次数不限。

功效：石斛花有解郁、安神的作用。该茶饮适用于精神压力大、心神烦躁的人饮用。

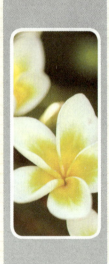

素馨花茶

配方：素馨花12克，茶叶3克。

做法：①将素馨花晾干、去除杂质。

②将晾干的素馨花与茶叶混合均匀，平均分成3份，用细纱布分别包好。

③取1个茶包放入杯子里，用热水冲泡5分钟即可饮用。

用法：代茶饮用，时间和次数不限。

功效：舒肝解郁，消除疲劳。

三花茶

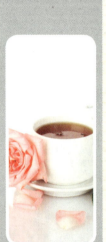

配方：月季花10克，牡丹花10克，玫瑰花10克。

做法：①将月季花、牡丹花和玫瑰花晾干、去除杂质。

②将以上准备好的材料混合均匀，平均分成5份，用细纱布分别包好。

③取1个茶包放入杯子里，用热水冲泡5分钟即可饮用。

用法：代茶饮用，时间和次数不限。

功效：疏通肝气，令人心情愉快。

桂花莲子心茶

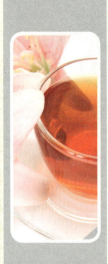

配方：百合花10克，桂花10克，莲子心5克。

做法：①将百合、桂花、莲子心晾干、去除杂质。

②将以上准备好的材料混合均匀，平均分成5份，用细纱布分别包好。

③取1个茶包放入杯子里，用热水冲泡5分钟即可饮用。

用法：代茶饮用，时间和次数不限。

功效：百合花去火安神；桂花清心；莲子心清心火、除烦。该茶饮适用于失眠、心火大、压力大的人饮用。

倍感压力
BEIGAN YALI

——绿茶夏枯草，减压心情好

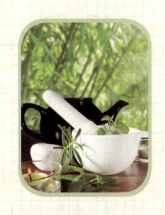

压力就是外界的各种刺激对身心所引起的不良影响。现代社会生活节奏日益加快，压力问题日益突出。为了防止压力所带来的精神隐患，平时需要学会自我调节，以适当方式宣泄自己内心的不快和抑郁，以解除心理压抑和精神紧张，不妨做做感兴趣的事，如看电影、旅游等。

特效药茶偏方

夏枯草茶

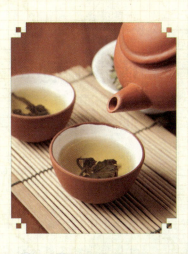

配方：夏枯草15克，绿茶5克。

做法：①将夏枯草磨成粉末。

②将磨好的夏枯草粉末与绿茶混合均匀，平均分成5份，分别装入滤泡纸袋里制成茶包。

③取1个茶包放入杯子里，用热水冲泡5分钟即可饮用。

用法：代茶饮用，时间和次数不限。

功效：夏枯草有清肝火、散郁结的作用；绿茶清心除烦、减轻疲劳。该茶饮对缓解压力、去除烦躁有很显著的效果。

小提示

因为夏枯草味苦，所以饮用时加入适量的冰糖或白糖，口感会更好。

禁忌：夏枯草性凉，脾胃虚弱者慎服。

🏷️ 洋甘菊减压茶

配方：菩提叶5克，洋甘菊3克，香蜂草2克，西番莲2克。

做法：①将菩提叶、香蜂草撕成小片，洋甘菊去除杂质晾干，西番莲磨成粉末。

②将以上准备好的材料混合均匀，平均分成2份，分别装入滤泡纸袋里制成茶包。

③取1个茶包放入杯子里，用热水冲泡5分钟即可饮用。

禁忌：怀孕早期禁用。

用法：代茶饮用，时间和次数不限。

功效：香蜂草改善睡眠、抗忧郁；菩提叶舒缓失眠、抚平焦虑；西番莲舒缓焦虑、益气。该茶饮对失眠、抑郁效果很好。

小提示

饮用时加入适量的蜂蜜，口感会更好。

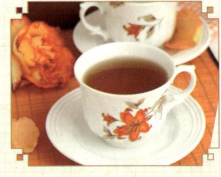

防病治病药茶

🏷️ 柏子仁茶

配方：柏子仁10克，玫瑰花10克，枸杞子5克。

做法：①将玫瑰花、枸杞子晾干并去除杂质，柏子仁磨成粉末。

②将以上准备好的材料混合均匀，平均分成5份，分别装入滤泡纸袋里制成茶包。

③取1个茶包放入杯子里，用热水冲泡5分钟即可饮用。

用法：代茶饮用，时间和次数不限。

功效：稳定情绪。长期饮用对于润肠通便效果也很好。

金莲花茶

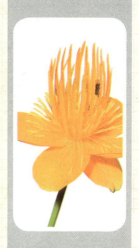

配方：金莲花10克，甜菊叶5克，绿茶5克。

做法：①将甜菊叶洗净撕成小片，金莲花晾干、去除杂质。

②将晾干的金菊花、甜菊叶与绿茶混合均匀，平均分成5份，用细纱布分别包好。

③取1个茶包放入杯子里，用热水冲泡5分钟即可饮用。

用法：代茶饮用，时间和次数不限。

功效：消除疲劳，清热解毒。

三七菊花茶

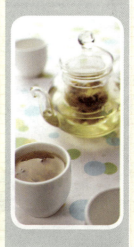

配方：三七花10克，菊花10克，绿茶5克。

做法：①将三七花、菊花晾干并去除杂质。

②将晾干的三七花、菊花与绿茶混合均匀，平均分成5份，用细纱布分别包好。

③取1个茶包放入杯子里，用热水冲泡5分钟即可饮用。

用法：代茶饮用，时间和次数不限。

功效：清肝火，减压。

提神减压茶

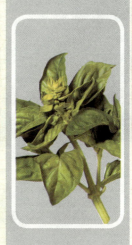

配方：薄荷2克，绿茶3克，白砂糖适量。

做法：①将薄荷洗净撕成小片。

②将准备好的薄荷与绿茶混合均匀，平均分成2份，用细纱布分别包好。

③取1个茶包放入杯子里，加入适量的白砂糖，用热水冲泡5分钟即可饮用。

用法：代茶饮用，时间和次数不限。

功效：提神醒脑，消除疲劳，缓解压力。

第五章

美容药茶小偏方，瘦身养颜变漂亮

当今社会，茶饮受到了许多年轻女性的喜爱。它有很好的排毒养颜的作用，想要变漂亮的女性，可以寻找属于自己的美容茶饮，每天坚持饮用即可。

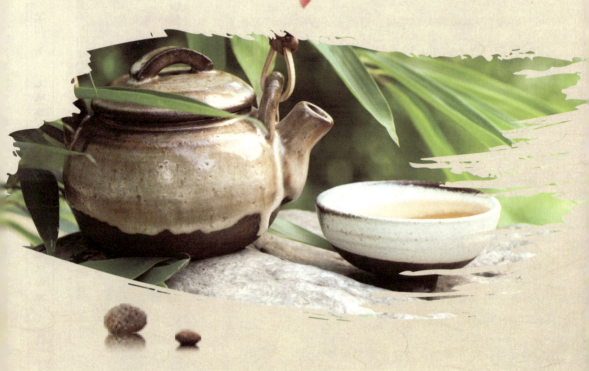

头发脱落
TOUFA TUOLUO

——桂花配红枣，发质不再糟

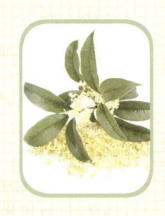

病理性脱发是指人体血液内的热毒排不出来，从而使毛囊萎缩，导致头发脱落。中医认为，脱发主要是由于肾虚肺损、毒素积累所致。防止脱发要从日常生活入手，饮食上要多吃蔬菜，有助于体内毒素的排出；可以食用一些助生发的食物，如何首乌、黑芝麻等。

特效药茶偏方

桂花枣茶

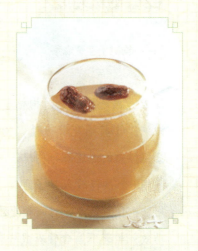

配方：桂花12克，红枣5克，生姜5克。

做法：①将桂花晾干、去除杂质，红枣洗净、切成细丝，生姜切成薄片。

②将晾干的桂花与红枣丝、姜片混合均匀，平均分成5份，用细纱布分别包好。

③取1个茶包放入杯子里，用热水冲泡5分钟即可饮用。

用法：代茶饮用，时间和次数不限。

功效：桂花可以排除体内毒素；生姜有解表之效，促进头部血液循环；红枣有活血

小提示

饮用时加入适量的冰糖或白糖，口感会更好。

的作用。该茶饮可以可以有效地预防和改善脱发。

禁忌：阴虚火旺者要慎用。

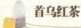 **首乌红茶**

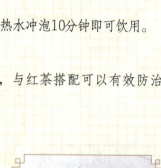

配方：何首乌15克，红茶10克，冰糖适量。

做法：①将何首乌磨成粉末。

②将磨好的何首乌粉末与红茶混合均匀，平均分成5份，分别装入滤泡纸袋里制成茶包。

③取1个茶包放入杯子里，加入适量的冰糖，用热水冲泡10分钟即可饮用。

用法：代茶频饮，时间不限。

功效：何首乌有保肝、促进造血功能的作用，与红茶搭配可以有效防治脂溢性脱发，对乌发效果很好。

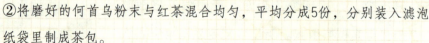 **防病治病药茶**

 枸杞子黑芝麻茶

配方：黑芝麻20克，枸杞子10克。

做法：①将黑芝麻炒熟，枸杞子晾干、去除杂质。

②将炒熟的黑芝麻与枸杞子混合均匀，平均分成5份，用细纱布分别包好。

③取1个茶包放入杯子里，用热水冲泡10分钟即可饮用。

用法：代茶饮用，时间和次数不限。

功效：黑芝麻富含营养成分和黑色素；枸杞子可以补血安神、补肾益肝。两者搭配有补肝肾、益精血的作用，可以乌发养颜，改善脱发症状，增强身体免疫力。

禁忌：黑芝麻有润燥滑肠的作用，脾弱、腹泻者不宜食用。

小提示

冲泡时加入2～3颗红枣，口感会更好。

花生衣红枣茶

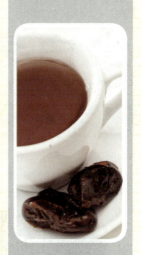

配方：花生衣15克，红枣5克。

做法：①将花生衣去除杂质，红枣洗净、切成细丝。

②将花生衣与红枣丝混合均匀，平均分成5份，用细纱布分别包好。

③取1个茶包放入杯子里，用热水冲泡5分钟即可饮用。

用法：代茶饮用，时间和次数不限。

功效：花生衣有补血、益肾的作用。该茶饮能改善头发干枯、易落状况。

杏仁蜜茶

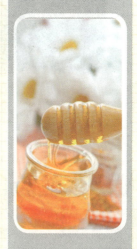

配方：杏仁20克，蜂蜜适量。

做法：①将杏仁磨成粉末。

②将磨好的杏仁粉平均分成5份，分别装入滤泡纸袋里制成茶包。

③取1个茶包放入杯子里，加入适量的蜂蜜，用热水冲泡5分钟即可饮用。

用法：代茶饮用，时间和次数不限。

功效：杏仁有维持免疫力的作用，与蜂蜜搭配不仅可以止咳，还可防治头发枯燥、脱发等症。

川芎首乌茶

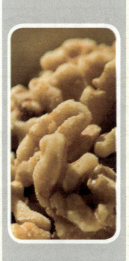

配方：川芎5克，何首乌15克，核桃仁10克。

做法：①将核桃仁炒熟、捣碎，川芎、何首乌均磨成粉末。

②将以上准备好的材料混合均匀，平均分成5份，分别装入滤泡纸袋里制成茶包。

③取1个茶包放入杯子里，用热水冲泡10分钟即可饮用。

用法：代茶饮用，时间和次数不限。

功效：川芎活血行气；何首乌补益精血、解毒。两者与核桃搭配可有效缓解头发脱落状况。

少白头
SHAOBAITOU

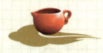

——黑豆黑芝麻，白发变黑发

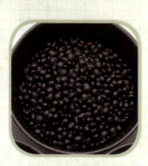

少白头，是指青少年时头发过早变白，呈花白状。中医认为，青少年过早出现白头发主要是由于肝肾不足、气血亏损所致。防治少白头，在生活中应保持心情舒畅，坚持体育锻炼，增强体质；饮食上应选择富含优质蛋白质和具有滋补肝肾作用的食物，如牛奶、蛋类、桑葚、何首乌、黑芝麻等。

特效药茶偏方

黑芝麻茶

小提示

饮用时加入适量的冰糖或白糖，口感会更好。

配方：黑豆15克，黑芝麻20克。

做法：①将黑芝麻炒熟，黑豆磨成粉末。

②将炒熟的黑芝麻与黑豆粉混合均匀，平均分成5份，分别装入滤泡纸袋里制成茶包。

③取1个茶包放入杯子里，用热水冲泡5分钟即可饮用。

用法：代茶饮用，时间和次数不限。

功效：黑豆有养血平肝、补肾养阴之功效；黑芝麻可以乌发、补肝肾。该茶饮既可用于须发早白、脱发，又适用于肝肾精血不足所致的眩晕。

柏树壳茶

小提示

饮用时加入适量的冰糖，可去除苦味。

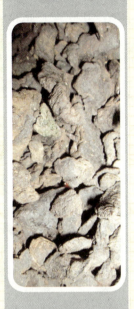

配方：柏树果壳12克，生地10克。

做法：①将柏树果壳去除杂质，与生地均磨成粉末。

②将磨好的柏树果壳与生地混合均匀，平均分成6份，分别装入滤泡纸袋里制成茶包。

③取1个茶包放入杯子里，用热水冲泡5分钟即可饮用。

用法：代茶饮用，时间和次数不限。

功效：生地有清热凉血、保肝的作用；柏树果壳有滋润五脏之功效。本茶饮可用于缓解和预防头发早白。

禁忌：生地味甘苦、性大寒，脾虚湿滞、腹满便溏者，不宜使用。

防病治病药茶

黑豆大青叶茶

配方：黑豆10克，大青叶10克，山楂10克。

做法：①将山楂洗净切成小丁，大青叶去除杂质、撕成小块，黑豆磨成粉末。

②将以上准备好的材料混合均匀，平均分成5份，分别装入滤泡纸袋里制成茶包。

③取1个茶包放入杯子里，用热水冲泡5分钟即可饮用。

用法：每天早、晚各1杯。

功效：大青叶有清热解毒之功效；山楂可以健脾开胃。长期饮用本茶饮对于预防少白头效果很好。

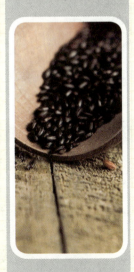

青春痘
QINGCHUNDOU

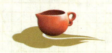

——莲子野菊花，除痘有妙法

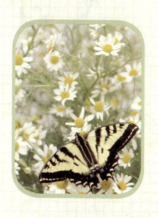

青春痘是一种与皮脂代谢有关、毛囊和皮脂腺单位的慢性炎症病变，是皮肤科常见的病症之一。中医认为，青春痘是因为青年人气血旺盛、阳热偏盛等所致。因此，平时要少吃辛辣油腻的食物，多吃新鲜蔬菜和水果，保持大便通畅很重要。另外，还可多喝茶，促进体内新陈代谢。

特效药茶偏方

莲子菊花茶

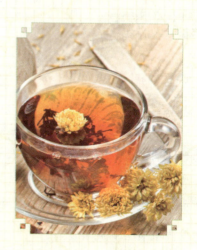

配方：菊花10克，莲子10克。

做法：①将菊花晾干、去除杂质，莲子磨成粉末。

②将晾干的菊花与莲子粉末混合均匀，平均分成5份，分别装入滤泡纸袋里制成茶包。

③取1个茶包放入杯子里，用热水冲泡5分钟即可饮用。

用法：代茶饮用，时间和次数不限。

功效：菊花有疏散风热、清热解毒之功

小提示

饮用时加入适量的蜂蜜，口感会更好。

效；莲子清心凉血。长期饮用此款茶饮，对于消除和预防青春痘很有效果。

禁忌：该茶饮性偏凉，脾虚胃寒者禁用。

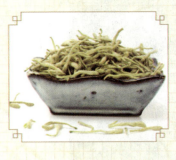

二花甘草茶

配方：金银花12克，菊花12克，甘草5克。

做法：①将金银花、菊花去除杂质晾干，甘草磨成粉末。

②将晾干的金银花、菊花与甘草粉末混合均匀，平均分成5份，分别装入滤泡纸袋里制成茶包。

③取1个茶包放入杯子里，用热水冲泡5分钟即可饮用。

用法：代茶饮用，时间和次数不限。

功效：金银花、菊花有清热去火、解毒的作用。该茶饮能有效排除体内毒素，适用于防治疮痈疖肿、粉刺等症。

防病治病药茶

甘草柠檬茶

小提示

饮用时加入适量的蜂蜜，口感会更佳。

配方：甘草10克，柠檬19克，甘蔗5克。

做法：①将甘蔗去皮、切成小段，柠檬洗净切成片。

②将柠檬片与甘草、甘蔗混合均匀，平均分成5份，用细纱布分别包好。

③取1个茶包放入杯子里，用沸水冲泡10分钟即可饮用。

用法：代茶饮用，时间和次数不限。

功效：排毒养颜，滋阴润燥。

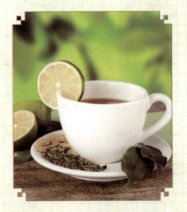

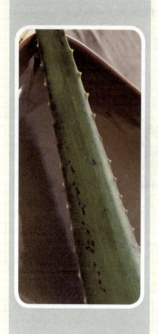

🟨 蜂蜜芦荟茶

配方：鲜芦荟20克，绿茶5克，蜂蜜适量。

做法：①将芦荟用清水洗净，剔除芦荟皮，将芦荟肉切成小块。

②将芦荟肉与绿茶混合均匀，平均分成5份，用细纱布分别包好。

③取1个茶包放入杯子里，加入适量的蜂蜜，用热水冲泡5分钟即可饮用。

用法：代茶频饮，时间不限。

功效：美容养颜，改善睡眠质量。

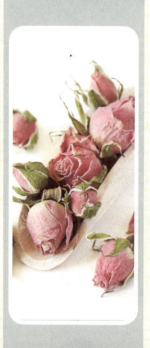

🟨 蒲公英茶

配方：蒲公英15克，玫瑰花5克。

做法：①将玫瑰花、蒲公英晾干并去除杂质。

②将晾好的蒲公英与玫瑰花混合均匀，平均分成5份，用细纱布分别包好。

③取1个茶包放入杯子里，用热水冲泡5分钟即可饮用。

用法：代茶饮用，时间和次数不限。

功效：促进肠胃消化、清血，改善便秘、青春痘、畏寒等症。

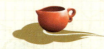

面部色斑
MIANBU SEBAN

面部色斑是由于皮肤黑色素增加而形成的一种常见的面部呈黑色素沉着性、损容性的皮肤疾病。中医认为，色斑主要是由于肝气郁结、机体内分泌失调所致。防治色斑，在日常生活中要避免阳光暴晒，或选用针对色斑的皮肤保养品，为皮肤勤补水；应从内部调理开始，多吃一些淡斑食物，如西红柿等。

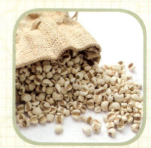

特效药茶偏方

小提示

饮用时加入适量的白糖或冰糖，口感会更好。

 美容茶

配方：薏苡仁15克，莲子10克，红枣5克。

做法：①将薏苡仁、莲子均磨成粉末，红枣洗净、切丝。

②将以上准备好的材料混合均匀，平均分成5份，分别装入滤泡纸袋里制成茶包。

③取1个茶包放入杯子里，用沸水冲泡10分钟即可饮用。

用法：代茶饮用，时间和次数不限。

功效：薏苡仁有利尿功能，可以有效排除体内毒素；莲子可以养心安神、清热。该茶饮对于祛除色斑、美容养颜等有十分显著的效果。

禁忌：大便燥结者禁用。

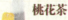
玉竹美白茶

配方：玉竹15克，冰糖适量。

做法：①将玉竹去除杂质。

②将玉竹平均分成5份，用细纱布分别包好。

③取1个茶包放入杯子里，加入适量的冰糖，用沸水冲泡10分钟即可饮用。

用法：代茶饮用，时间和次数不限。

功效：玉竹具有美白肌肤、延缓衰老的作用。该茶饮祛斑效果很好。

禁忌：痰湿气滞者要慎用。

小提示

冲泡时加入2～3颗大枣，口感会更好。

防病治病药茶

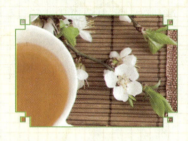

桃花茶

配方：桃花15克，冬瓜仁10克，橘皮10克。

做法：①将桃花晾干、去除杂质；冬瓜仁洗净晾干；橘皮切成细丝。

②将以上材料混合均匀，平均分成5份，用细纱布分别包好。

③取1个茶包放入杯子里，用热水冲泡5分钟即可饮用。

用法：代茶饮用，时间和次数不限。

功效：防止黑色素在皮肤内慢性沉积，有效祛除面部黑色素。

柠檬茶

配方：柠檬20克，冰糖适量。

做法：①将柠檬洗净切成片。

②将柠檬片平均分成5份，用细纱布分别包好。

③取1个茶包放入杯子里，加入适量的冰糖，用热水冲泡5分钟即可饮用。

用法：代茶频饮，时间不限。

功效：美白肌肤，防止黑色素沉积。

肤色暗沉
FUSE ANCHEN

——柠檬玫瑰花，美白好方法

现代人的生活压力大，而且生活中各种对皮肤有害的物质日渐增多，从而使皮肤不再有光泽。中医认为，肤色暗沉主要是由于饮食不节、功能紊乱造成的。饮食上要注意不能食用过于辛辣、刺激、油腻的食物，生活要有规律，保护好自己的肌肤，避免长时间风吹日晒。

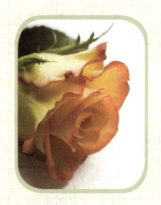

特效药茶偏方

玫瑰养颜茶

配方：玫瑰花15克，红茶5克，柠檬5克，蜂蜜适量。

做法：①将玫瑰花晾干、去除杂质，柠檬洗净、切成片。

②将柠檬片与玫瑰花、红茶混合均匀，平均分成5份，用细纱布分别包好。

③取1个茶包放入杯子里，加入适量的蜂蜜，用热水冲泡5分钟即可饮用。

用法：代茶饮用，时间和次数不限。

功效：玫瑰花可调理气血，促进血液循

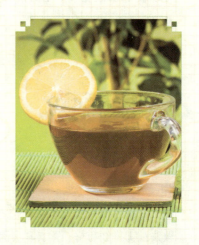

小提示

冲泡时加入2～3颗红枣，口感会更好。

环。长期饮用有美容养颜的效果。

禁忌：胃酸过多者禁用。

加味绿茶

配方：葡萄15克，凤梨10克，柠檬5克，绿茶5克，蜂蜜适量。

做法：①将葡萄去皮，果肉切成小丁，凤梨洗净切成小块，柠檬洗净切成片。

②将以上处理好的凤梨、柠檬、葡萄与绿茶混合均匀，平均分成5份，用细纱布分别包好。

③取1个茶包放入杯子里，加入适量的蜂蜜，用热水冲泡5分钟即可饮用。

用法：代茶饮用，时间和次数不限。

功效：葡萄有润肠通便的作用；凤梨有促进新陈代谢的效用。该茶饮可以促进血液循环，让肌肤变得愈加润滑、白净。

禁忌：孕妇禁用。

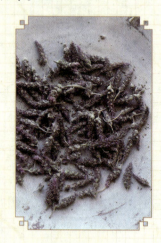

防病治病药茶

红巧梅茶

配方：红巧梅15克，薰衣草5克。

做法：①将红巧梅、薰衣草去除杂质。

②将准备好的红巧梅、薰衣草混合均匀，平均分成5份，用细纱布分别包好。

③取1个茶包放入杯子里，用热水冲泡5分钟即可饮用。

用法：代茶饮用，时间和次数不限。

功效：美白润肤，调节内分泌，促进新陈代谢。

芍药花茶

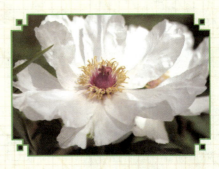

配方：芍药花10克，康乃馨10克。

做法：①将芍药花、康乃馨晾干并去除杂质。

②将处理好的芍药花、康乃馨平均分成5份，用细纱布分别包好。

③取1个茶包放入杯子里，用热水冲泡5分钟即可饮用。

用法：代茶饮用，时间和次数不限。

功效：美白皮肤，养血柔肝，使容颜红润。

防病治病药茶

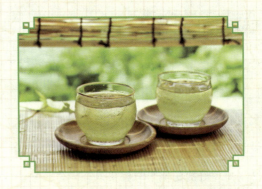

双瓜茶

配方：黄瓜10克，丝瓜10克，玫瑰花（干）5克。

做法：①将黄瓜、丝瓜洗净切成薄片并晾干。

②将处理好的黄瓜、丝瓜与玫瑰花混合均匀，平均分成5份，用细纱布分别包好。

③取1个茶包放入杯子里，用热水冲泡5分钟即可饮用。

用法：代茶饮用，时间和次数不限。

功效：促进新陈代谢，清热解毒，祛除青春痘和粉刺。

禁忌：该茶饮性凉，脾胃虚弱者慎用。

面色苍白

MIANSE CANGBAI

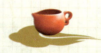

——杨桃和红茶，补血助消化

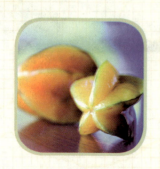

面色苍白一般多为贫血所致。中医认为，其主要是由于劳倦过度、饮食不节而致脾胃亏虚所引起。贫血的患者，平时一定要加强体育锻炼，合理膳食，多吃一些补血的食物，如猪血、猪肝、红枣、黑木耳、红豆、桂圆等。

特效药茶偏方

杨桃红茶

小提示

饮用时加入适量的冰糖，口感会更好。

配方：杨桃干20克，红茶10克。

做法：①将杨桃干去除杂质。

②将处理好的杨桃干与红茶混合均匀，平均分成5份，用细纱布分别包好。

③取1个茶包放入杯子里，用热水冲泡5分钟即可饮用。

用法：代茶饮用，时间和次数不限。

功效：杨桃有益气、补血之效；红茶可以抗疲劳、延缓衰老。此款茶饮适用于贫血症，对补气、补血有十分显著的效果。

禁忌：杨桃本身性寒，脾胃虚弱者禁用。

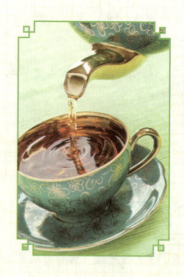

花生衣枣茶

配方：花生衣15克，干红枣10克，红糖适量。

做法：①将红枣洗净晾干、切成细丝，花生衣去除杂质。

②将花生衣与红枣混合均匀，平均分成5份，用细纱布分别包好。

③取1个茶包放入杯子里，加入适量的红糖，用热水冲泡10分钟即可饮用。

用法：代茶饮用，时间和次数不限。

功效：花生衣有养血止血、健脾胃的作用；红枣可以补中益气、养血安神。该茶饮可用于贫血、调经等症，使面色红润。

禁忌：孕妇禁用。

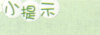

小提示

冲泡时加入冰糖，可去除苦味。

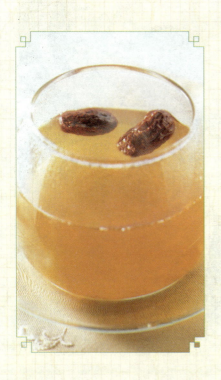

防病治病药茶

龙眼红枣茶

配方：龙眼肉15克，红枣10克。

做法：①将红枣去核、切成细丝。

②将处理好的红枣与龙眼肉合均匀，平均分成5份，用细纱布分别包好。

③取1个茶包放入杯子里，用沸水冲泡10分钟即可饮用。

用法：代茶饮用，时间和次数不限。

功效：养心补脾，滋补强身。

莲子龙眼姜糖茶

配方：莲子15克，龙眼肉15克，生姜5克，红糖适量。

做法：①将莲子去心，生姜洗净并切成片。

②将姜片与莲子、龙眼肉混合均匀，平均分成5份，用细纱布分别包好。

③取1个茶包放入杯子里，加入适量的红糖，用沸水冲泡10分钟即可饮用。

用法：代茶饮用，时间和次数不限。

功效：补心脾，益气血。适用于失血性贫血。

党参红枣茶

配方：党参15克，红枣10克，红糖适量。

做法：①将党参磨成粉末，红枣洗净切成细丝。

②将磨好的党参与红枣混合均匀，平均分成5份，分别装入滤泡纸袋里制成茶包。

③取1个茶包放入杯子里，加入适量的红糖，用热水冲泡5分钟即可饮用。

用法：代茶饮用，时间和次数不限。

功效：补益脾胃，养血安神。适用于气血两虚的症状。

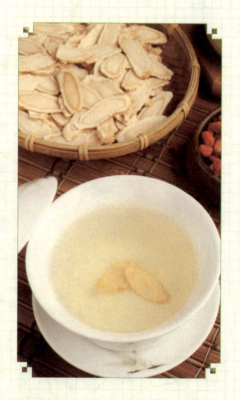

皱纹
ZHOUWEN

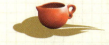

——玫瑰和白茶，祛皱效果佳

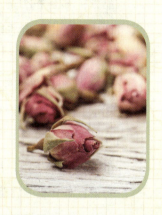

皱纹是衰老的象征，而且随着年龄的增长，不可避免地将在皮肤上出现皱纹。要想减少皱纹的出现，平时就应尽量避免阳光的直射，外出时戴上帽子或涂抹防晒霜；同时要防止皮肤干燥，每天要保证充足的水分，可以多饮茶，因为茶叶中的茶多酚还有延缓衰老的作用。

特效药茶偏方

 玫瑰白茶

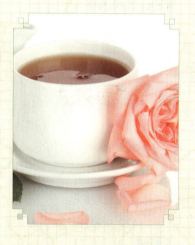

配方：玫瑰花15克，白茶10克。

做法：①将玫瑰花晾干、去除杂质。

②将晾干的玫瑰花与白茶混合均匀，平均分成5份，用细纱布分别包好。

③取1个茶包放入杯子里，用热水冲泡5分钟即可饮用。

用法：代茶饮用，时间和次数不限。

功效：白茶有抗氧化、防辐射之效；玫瑰花能滋润养颜、护肤美容。该茶饮适用于祛皱、美白等，经常饮用可以紧致皮肤。

小提示

冲泡时加入2~3颗红枣，效果会更好。

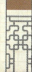

禁忌：该茶饮性寒凉，老年人、肾虚体弱者饮用时要适量。

郁金香绿茶

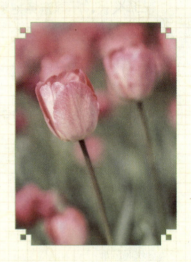

配方：郁金香20克，绿茶5克。

做法：①将郁金香晾干、去除杂质。

②将晾干的郁金香与绿茶混合均匀，平均分成5份，用细纱布分别包好。

③取1个茶包放入杯子里，用热水冲泡5分钟即可饮用。

用法：代茶饮用，时间和次数不限。

功效：郁金香有调节内分泌、排毒养颜之功效，与绿茶搭配有很好的祛皱效果。

禁忌：无实火者禁用。

防病治病药茶

枸杞叶茶

配方：干枸杞叶6克。

做法：①将枸杞叶洗净切成小片。

②将准备好的枸杞叶平均分成3份，用细纱布包好。

③取1个茶包放入杯子里，用热水冲泡5分钟即可饮用。

用法：代茶频饮，时间不限。

功效：促进血液循环，美白肌肤。

桂花润肤茶

配方：绿茶5克，桂花3克，红枣3克。

做法：①将桂花晾干、去除杂质，红枣去核、洗净切成小丁。

②将准备好的桂花、红枣与绿茶混合均匀，平均分成3份，用细纱布分别包好。

③取1个茶包放入杯子里，用热水冲泡5分钟即可饮用。

用法：每天早、晚各1杯。

功效：美容养颜，排出体内毒素。经常饮用本茶饮可以改善肌肤干裂，祛皱。

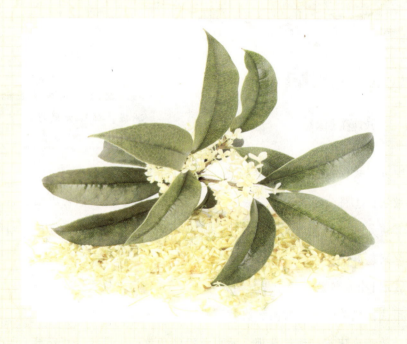

黑眼圈
HEIYANQUAN
——玫瑰配红枣，理气睡眠好

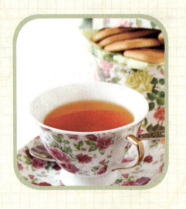

黑眼圈是身体出现疾病的一种信号。中医学认为，黑眼圈多因肾气虚损、精气不足、脉络失畅所致。在调理时，应以补肾、解郁为主。平时要注意休息，每天保证足够的睡眠，养成良好的生活习惯。

外婆的 **茶包** 小偏方

138

特效药茶偏方

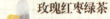
玫瑰红枣绿茶

小提示

饮用时加入适量的冰糖，口感会更好。

配方：玫瑰花14克，红枣10克，绿茶5克。

做法：①将玫瑰花晾干、去除杂质，红枣去核、洗净并切成细丝。

②将处理好的玫瑰花、红枣与绿茶混合均匀，平均分成5份，用细纱布分别包好。

③取1个茶包放入杯子里，用热水冲泡5分钟即可饮用。

用法：代茶饮用，时间和次数不限。

功效：玫瑰花有理气解郁、活血散瘀的功效；红枣能养血安神。长期饮用此款茶饮，可以有效消除黑眼圈。

禁忌：发热、腹胀者要谨慎饮用。

马蹄莲藕茶

小提示

把用过的茶包每天睡前用来敷眼，可以消除黑眼圈。

配方：马蹄20克，莲藕15克。

做法：①将马蹄去皮，莲藕洗净，两者均切成小块。

②将准备好的马蹄与莲藕混合均匀，平均分成5份，用细纱布分别包好。

③取1个茶包放入杯子里，用热水冲泡5分钟即可饮用。

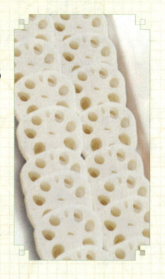

用法：代茶饮用，时间和次数不限。

功效：马蹄有清热、明目的功效；莲藕可以凉血、散瘀。此款茶饮对于消除黑眼圈效果很好。

禁忌：脾胃虚寒、消化力弱的人不宜饮用。

防病治病药茶

青瓜蜜茶

小提示

青瓜可以直接敷眼，若长期坚持，对于消除黑眼圈效果很好。

配方：青瓜25克，蜂蜜适量。

做法：①将青瓜洗净、晾干，切成薄片。

②将干青瓜片平均分成5份，用细纱布包好。

③取1个茶包放入杯子里，加入适量的蜂蜜，用热水冲泡5分钟即可饮用。

用法：代茶频饮，时间不限。

功效：青瓜有补水、清热的作用。本茶饮适用于消除黑眼圈，防治便秘。

芝麻双效茶

小提示

将用过的绿茶制成茶包，放在冰箱中冷却，用来敷眼，可以消除黑眼圈。

配方：芝麻20克，绿茶5克。

做法：①将芝麻炒熟，磨成粉末。

②将磨好的芝麻与绿茶混合均匀，平均分成5份，分别装入滤泡纸袋里制成茶包。

③取1个茶包放入杯子里，用热水冲泡5分钟即可饮用。

用法：代茶饮用，时间和次数不限。

功效：明目、润肤。该茶饮不仅可以乌发，还可消除黑眼圈。

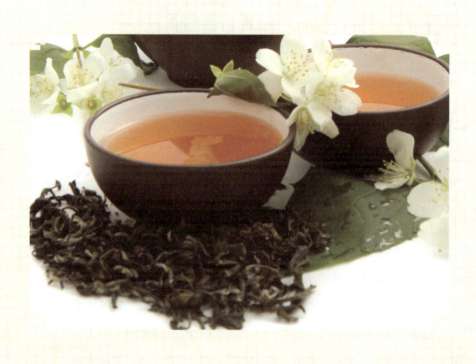

脂肪堆积
ZHIFANG DUIJI
——乌龙加槐角，消脂速见效

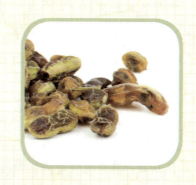

脂肪堆积是因为能量摄入过多，而运动量达不到，使多余的能量以脂肪的形式堆积起来。生活中除了要经常运动外，还应多吃蔬菜和水果，饮食要清淡，每天要控制好自己的饮食，每餐要适量。

特效药茶偏方

降脂乌龙茶

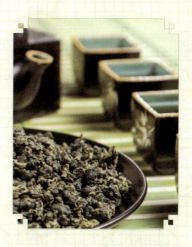

配方：乌龙茶3克，首乌30克，槐角、冬瓜皮各18克，山楂肉15克。

做法：①将槐角、首乌均磨成粗末，冬瓜皮、山楂肉均切成小块。

②将准备好的材料与乌龙茶混合均匀，平均分成5份，用细纱布分别包好。

③取1个茶包放入杯中，用热水冲泡5分钟即可饮用。

用法：代茶饮用，时间和次数不限。

功效：首乌有润肠通便的作用；乌龙茶消

小提示

饮用时加入适量的冰糖或白糖，口感会更好。

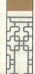

食、利尿；山楂消积化食。该茶饮有减脂降脂的作用，适合肥胖者饮用。

禁忌：孕妇、脾胃虚寒者禁用。

小提示

冲泡时加入2～3颗红枣，口感会更好。

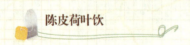

陈皮荷叶饮

配方：陈皮16克，荷叶12克，绿茶3克。

做法：①将荷叶撕成小片，陈皮磨成粗末。

②将以上准备好的材料与绿茶混合均匀，平均分成3份，分别装入滤泡纸袋里制成茶包。

③取1个茶包放入杯子里，用热水冲泡5分钟即可饮用。

用法：代茶频饮，时间不限。

功效：陈皮理气健脾；荷叶利尿、通便。该茶饮不仅可以降脂减肥，对于口干舌燥、气血虚弱者也有显著的调理效果。

禁忌：胃酸过多，肠胃功能弱的人谨慎饮用。

防病治病药茶

山楂窈窕绿茶

配方：山楂5克，绿茶粉2克。

做法：①将山楂洗净、切成细丝。

②将切好的山楂与绿茶粉混合均匀，平均分成2份，分别装入滤泡纸袋里制成茶包。

③取1个茶包放入杯子里，用热水冲泡即可饮用。

用法：代茶频饮，时间不限。

功效：可以减去多余脂肪，对瘀血的散化也很有效。

消脂决明茶

配方：泽泻30克，茶树根15克，决明子12克，山楂10克。

做法：①将茶树根和决明子均磨成粉末，山楂洗净、切丝，泽泻晾干、去除杂质。

②将以上准备好的材料混合均匀，平均分成6份，分别装入滤泡纸袋里制成茶包。

③取1个茶包放入杯中，用热水冲泡5分钟即可饮用。

用法：代茶饮用，时间和次数不限。

功效：减肥，降脂。

防病治病药茶

消脂益肝茶

配方：铁观音30克，北山楂2克，白芍2克，丹参2克，柴胡2克，枳壳2克。

做法：①将以上除铁观音以外的材料均磨成粉末。

②将磨好的材料与茶叶混合均匀，平均分成2份，分别装入滤泡纸袋里制成茶包。

③取1个茶包放入杯中，用热水冲泡5分钟即可饮用。

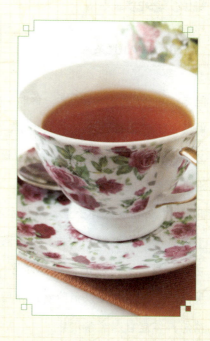

用法：代茶饮用，时间和次数不限。

功效：疏肝健脾，降脂消食。

小腹赘肉
XIAOFU ZHUIROU

——绿茶和山楂，减脂易消化

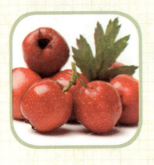

小腹赘肉是身体的新陈代谢率降低，加上平时缺乏运动，所导致的腹部脂肪堆积。主要是由于久坐，每天的运动量不够，饮食不加控制造成的。平时要控制好自己的饮食，晚餐不要吃得过多，多吃富含粗纤维的食物，如杂粮、芹菜、豆类等。

特效药茶偏方

小提示

> 饮用时加入适量的冰糖，口感会更好。

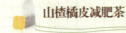
山楂橘皮减肥茶

配方： 山楂6克，橘皮5克，荷叶3克，绿茶粉6克。

做法： ①将山楂洗净、切成小丁，橘皮切成小块，荷叶撕成小片。

②将以上准备好的材料与绿茶粉混合均匀，平均分成2份，分别装入滤泡纸袋里制成茶包。

③取1个茶包放入杯子里，用热水冲泡5分钟即可饮用。

用法： 代茶饮用，时间和次数不限。

功效： 绿茶去腻减肥；山楂健胃消食；橘皮可以利水；荷叶则可以消肿降脂。该茶饮可以消除赘肉油脂，对瘀血的散化也很有效。

禁忌： 体虚胃寒者禁用。

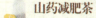 **苹果蜜茶**

 小提示

冲泡时加入2～3颗红枣，口感会更好。

配方：苹果30克，蜂蜜适量。

①将苹果洗净、去核，切成小块。

②将切好的苹果平均分成6份，用细纱布分别包好。

③取1个茶包放入杯子里，加入适量的蜂蜜，用沸水冲泡10分钟即可饮用。

用法：代茶饮用，时间和次数不限。

功效：苹果中的果酸有润肠、健脾的作用，对于减去小腹的赘肉效果很好。

禁忌：溃疡性结肠炎患者要慎用。

防病治病药茶

山药减肥茶

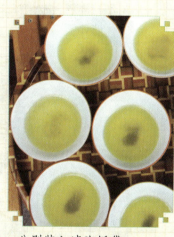

配方：山药12克，决明子6克。

做法：①将山药与决明子均磨成粉末。

②将磨好的山药与决明子混合均匀，平均分成3份，分别装入滤泡纸袋里制成茶包。

③取1个茶包放入杯子里，用热水冲泡5分钟即可饮用。

用法：代茶饮用，时间和次数不限。

功效：补气健脾，利水消脂。

清宫仙药茶

配方：茶叶3克，紫苏叶12克，石菖蒲12克，泽泻12克，山楂12克。

做法：①将山楂去核、切成细丝，紫苏叶、石菖蒲、泽泻均磨成粗末。

②将处理好的材料与茶叶混合均匀，平均分成3份，用细纱布分别包好。

③取1个茶包放入杯子里，用热水冲泡5分钟即可饮用。

用法：代茶饮用，时间和次数不限。

功效：补气健脾，降脂减肥。

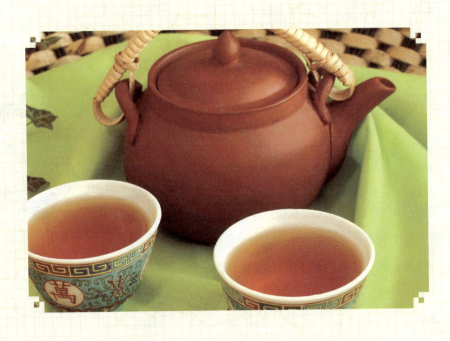

全身水肿
QUANSHEN SHUIZHONG
——银花鲜石韦，利湿又清肺

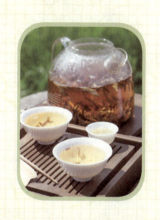

水肿是指血管外的组织间隙中有过多的体液积聚，为临床常见症状之一。中医认为，水肿是因肾气亏虚，气化失常，或饮食失调所致，与肾、脾、肺密切相关。平时应避免久站或久坐，在办公室时，应每隔一段时间就起身走动；饮食宜清淡，多吃富含钾的蔬菜和水果，以便体内水分的排出。

特效药茶偏方

石韦银花茶

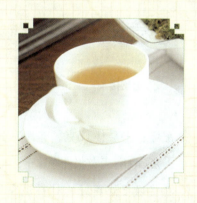

配方： 鲜石韦30克，鲜银花30克，鲜白茅根30克。

做法： ①将石韦、银花晾干并去除杂质，白茅根洗净、切成小段。

②将以上准备好的材料混合均匀，平均分成6份，用细纱布分别包好。

③取1个茶包放入杯子里，用热水冲泡5分钟即可饮用。

用法： 代茶饮用，时间和次数不限。

功效： 石韦有利尿、清肺之效；银花可以

小提示

饮用时加入适量的冰糖，口感会更好。

调节免疫、解热。此款茶饮适用于下肢水肿，急、慢性肾小球肾炎等病症。

禁忌：盗汗、五心烦热者忌饮。

六棱菊茶

小提示

冲泡时加入2～3颗红枣，口感会更好。

配方：六棱菊30克，红糖15克。

做法：①将六棱菊晾干、去除杂质。

②将晾干的六棱菊平均分成5份，用细纱布包好，红糖分成5份，每次饮用时，加入3克。

③取1个茶包放入杯子里，用热水冲泡10分钟即可饮用。

用法：代茶饮用，时间和次数不限。

功效：六棱菊有祛风利湿、活血解毒的作用。本茶饮适用于肾炎水肿者。另外，对于孕妇全身水肿也很有效。

禁忌：肾虚体弱者禁用。

防病治病药茶

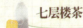

七层楼茶

配方：七层楼15克，赤小豆15克，薏苡根15克。

做法：①将薏苡根洗净晾干，与赤小豆均磨成粉末，七层楼洗净切成小段。

②将以上处理好的材料混合均匀，平均分成5份，分别装入滤泡纸袋里制成茶包。

③取1个茶包放入杯子里，用热水冲泡5分钟即可饮用。

用法：代茶饮用，时间和次数不限。

功效：解毒散瘀，利水消肿。适用于全身水肿。

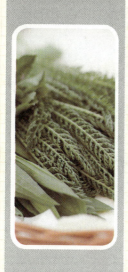

茅根益肾茶

配方：黄秋葵30克，赤小豆15克，车前草15克，白茅根15克，泽泻15克。

做法：①将茅根、赤小豆均磨成粉末，其他材料洗净、晾干。
②将以上处理好的材料混合均匀，平均分成5份，分别装入滤泡纸袋里制成茶包。
③取1个茶包放入杯子里，用热水冲泡5分钟即可饮用。

用法：代茶频饮，时间不限。

功效：利水，清热，利尿，健脾益肺，强精固肾。

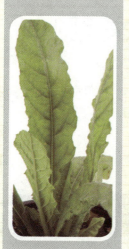

三草半边莲茶

配方：毛大丁草30克，地胆草30克，金丝草15克，半边莲15克。

做法：①将以上4种材料晾干、去除杂质，均磨成粗末。
②将处理好的材料混合均匀，平均分成5份，用细纱布分别包好。
③取1个茶包放入杯子里，用沸水冲泡5分钟即可饮用。

用法：代茶饮用，时间和次数不限。

功效：清热凉血，除湿解毒。

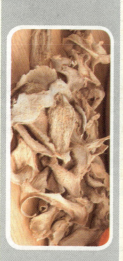

五加消肿茶

配方：茯苓皮5克，生姜皮5克，五加皮5克，大腹皮3克，冰糖适量。

做法：①将大腹皮、五加皮切成碎块，茯苓皮、生姜皮洗净并切片。
②将以上材料混合均匀，平均分成3份，用细纱布包好。
③取1个茶包放入杯子里，加入适量的冰糖，用热水冲泡5分钟即可饮用。

用法：代茶饮用，时间和次数不限。

功效：有效缓解脾不运湿、水湿泛溢肌肤所致的水肿。

第六章

养生药茶小偏方，强身健体来帮忙

饮用药茶是一种流行趋势，正逐渐融入我们的生活中。人们开始学会利用药茶的功效进行保健，使之成为一种流行的养生文化。喝对药茶，拥有健康很简单。

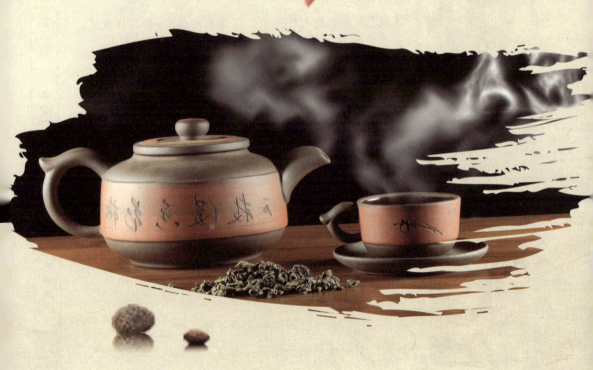

延缓衰老
YANHUAN SHUAILAO
——绿茶泡灵芝，筋骨更结实

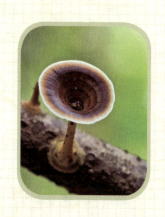

随着年龄的增长，身体不可避免地要走下坡路。衰老虽然是一种自然现象，但保养得当，将会延缓衰老。平时应多吃一些富含蛋白质的食物，以及抗衰老的蔬菜，如西红柿、芹菜、白菜等。

特效药茶偏方

参乌茶

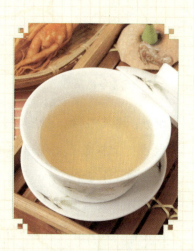

配方：丹参10克，制首乌10克。

做法：①将丹参和制首乌均磨成粉末。

②将磨好的丹参和制首乌混合均匀，平均分成5份，分别装入滤泡纸袋里制成茶包。

③取1个茶包放入杯中，用热水冲泡10分钟即可饮用。

用法：每日早、晚各1杯。

功效：丹参有养血活血之效；制首乌可以补肾固精，养血益肝；参乌茶可以补精血，益肝肾。此款茶饮适用于肝脾肿大

小提示

饮用时加入适量的红糖，效果会更好。

者，长期饮用对于缓解月经不调、闭经、痛经也有一定的效果。

禁忌：丹参有活血祛瘀的作用，气虚无血瘀者禁用；服用其他补品时禁用。

灵芝绿茶

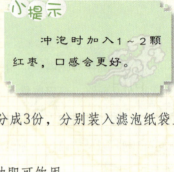
小提示

冲泡时加入1~2颗红枣，口感会更好。

配方：灵芝12克，绿茶3克。

做法：①将灵芝磨成粉末。

②将磨好的灵芝与绿茶混合均匀，平均分成3份，分别装入滤泡纸袋里制成茶包。

③取1个茶包放入杯中，用沸水冲泡5分钟即可饮用。

用法：每日早、晚各1次。

功效：灵芝有调节血糖、保肝护肝、促进睡眠等作用。该茶饮可以增强人体免疫力，延缓衰老等。

禁忌：手术前1周或正在大出血的患者要禁用。

防病治病药茶

乌龙冬瓜茶

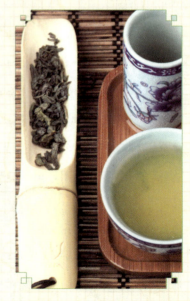

配方：冬瓜皮24克，山楂24克，乌龙茶4克。

做法：①将冬瓜皮洗净切成小块，山楂去核切成小丁。

②将以上处理好的冬瓜皮、山楂与乌龙茶混合均匀，平均分成4份，用细纱布分别包好。

③取1个茶包放入水中，用热水冲泡10分钟即可饮用。

用法：每日早、中、晚各1次。

功效：抗衰老，防病保健。长期饮用能健身延年。

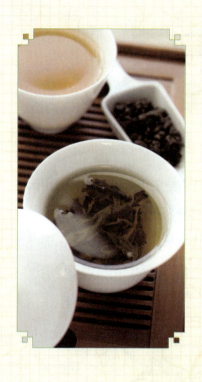

灵芝乌龙茶

配方：灵芝3克，乌龙茶6克。

做法：①将灵芝磨成粉末。

②将磨好的灵芝与乌龙茶混合均匀，平均分成3份，分别装入滤泡纸袋里制成茶包。

③取1个茶包放入杯子里，用沸水冲泡5分钟即可饮用。

用法：每天3次。

功效：抗衰老，增强免疫力。

养生擂茶

配方：粳米20克，生姜5克，绿茶5克。

做法：①将生姜洗净切成片，粳米磨成粉末。

②将姜片、粳米粉与茶叶混合均匀，平均分成5份，分别装入滤泡纸袋里制成茶包。

③取1个茶包放入杯子里，用热水冲泡5分钟即可饮用。

用法：代茶饮用，时间和次数不限。

功效：清热理肺、排毒，延年抗衰，防病保健。

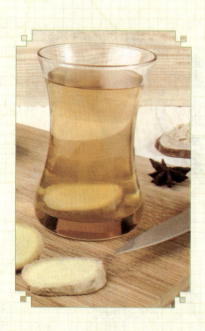

增强免疫力
ZENGQIANG MIANYILI
——红枣西洋参，病菌不入侵

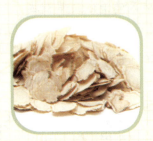

免疫力是人体自身的防御机制，可以用来识别和消灭外来侵入人体的任何异物。当免疫力低下时，人体易受到外界病毒、细菌的感染，就会经常患病。劳逸结合是健康之母，所以平时要注意休息，学会适度减压，以保证健康。

特效药茶偏方

红枣洋参茶

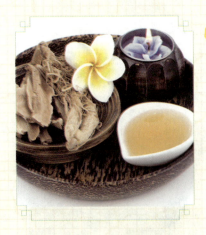

配方：西洋参10克，红枣5克。

做法：①将红枣去核，与西洋参均切成片。

②将切好的红枣和西洋参混合均匀，平均分成5份，用细纱布分别包好。

③取1个茶包放入杯子里，用沸水冲泡5分钟即可饮用。

用法：代茶饮用，时间和次数不限。

功效：西洋参有增强人体免疫力、改善内分泌等作用，与红枣搭配，能有效改

小提示

饮用时加入适量的红糖，口感会更好。

善四肢倦怠、气阴两虚等症状。

禁忌：胃有寒湿者禁用。

小提示

饮用时加入适量的红糖，口感会更好。

党参红枣茶

配方：党参20克，红枣10克。

做法：①将红枣去核、切成片，党参磨成粉末。

②将红枣与磨好的党参混合均匀，平均分成8份，分别装入滤泡纸袋里制成茶包。

③取1个茶包放入杯子里，用热水冲泡5分钟即可饮用。

用法：每日早、晚各1杯。

功效：党参有补气、健脾益肺的作用；红枣可以养血、安神。此款茶饮适用于病后体弱多病、四肢无力等，对增强免疫力很有帮助。

禁忌：阴虚火旺者禁用。

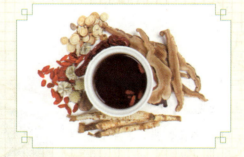

康宝茶

配方：枸杞子、黄精各5克，淫羊藿、甘草各6克，刺五加12克，熟地15克，山楂10克。

做法：①将山楂去核、切成片，其他材料均磨成粉末。

②将以上准备好的材料混合均匀，平均分成5份，分别装入滤泡纸袋里制成茶包。

③取1个茶包放入杯中，用沸水冲泡5分钟即可饮用。

用法：代茶饮用，时间和次数不限。

功效：补养气血。适用于体质虚弱者。

活力补气茶

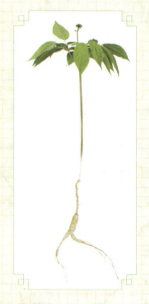

配方：人参花、玫瑰花各2克，金盏花1克，黄芪3克。

做法：①将黄芪切成片，人参花、玫瑰花、金盏花晾干并去除杂质。

②将以上准备好的材料混合均匀，平均分成2份，用细纱布分别包好。

③取1个茶包放入杯子里，用沸水冲泡5分钟即可饮用。

用法：代茶饮用，时间和次数不限。

功效：补气健脾。适用于体质虚弱者。

姜片黄芪

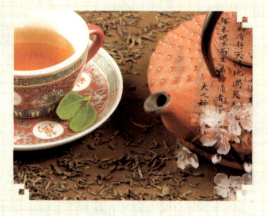

配方：黄芪5克，当归5克，生姜3克，红枣6克。

做法：①将黄芪、当归、生姜均切成片，红枣去核、洗净切成细丝。

②将以上准备好的材料混合均匀，平均分成3份，用细纱布分别包好。

③取1个茶包放入杯子里，用热水冲泡5分钟即可饮用。

用法：每晚睡前1杯。

功效：改善脾胃功能、散寒。经常饮用可增强体质、提高免疫力。

健脑益智
JIANNAO YIZHI

——桂圆与枸杞，提高记忆力

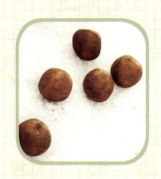

大脑健康与否，会影响身体健康，所以一定要保护好大脑。实践表明，经常饮用药茶可以稳定情绪，起到养脑益智的作用。所以，建议脑力工作者要坚持饮用药茶，或吃些补脑益智的食物，如核桃、豆制品、牛奶等。

特效药茶偏方

桂圆枸杞益脑茶

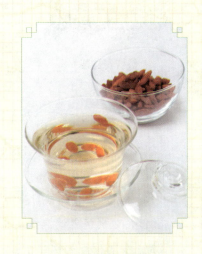

配方：桂圆肉10克，枸杞子12克。

做法：①将枸杞子洗净晾干，桂圆肉切成小丁。

②将磨好的桂圆与枸杞子混合均匀，平均分成6份，分别装入滤泡纸袋里制成茶包。

③取1个茶包放入杯子里，用热水冲泡5分钟即可饮用。

用法：代茶饮用，时间和次数不限。

功效：桂圆有安神补血、益智补脑的作用；枸杞子可以补肾、养肝。此款茶饮适用于健忘、失眠等症，对补脑益智很有效果。

小提示

冲泡时加入2～3颗红枣，口感会更好。

禁忌：儿童和糖尿病患者不宜饮用。

枣仁二子茶

小提示

冲泡时加入适量的冰糖，口感会更好。

配方：酸枣仁、五味子各6克，枸杞子9克。

做法：①将酸枣仁和五味子均磨成粉末，枸杞子洗净晾干。

②将磨好的酸枣仁、五味子与枸杞子混合均匀，平均分成3份，分别装入滤泡纸袋里制成茶包。

③取1个茶包放入杯子里，用热水冲泡5分钟即可饮用。

用法：代茶频饮，时间不限。

功效：酸枣仁有养心安神的作用；五味子可以补肾、益气。该茶饮有养神益智、养心健脑之效，适用于健忘、心神不宁者。

禁忌：外感发热的患者禁饮。

防病治病药茶

小提示

饮用时加入适量的蜂蜜，口感会更好。

益智安神茶

配方：石菖蒲、远志、茯苓、人参各6克。

做法：①将人参切成片，其他材料均磨成粉末。

②将以上准备好的材料混合均匀，平均分成3份，分别装入滤泡纸袋里制成茶包。

③取1个茶包放入杯子里，用热水冲泡5分钟即可饮用。

用法：每日早、晚各1杯。

功效：安神补气，养心益智。适用于记忆力减退、失眠多梦者。

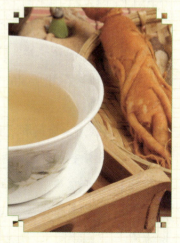

芡实健脑茶

配方：五味子6克，当归9克，人参3克，白术、茯神、麦冬各12克，芡实、山药、炒枣仁各15克。

做法：①将所有材料均磨成粉末。

②将准备好的材料混合均匀，平均分成6份，分别装入滤泡纸袋里制成茶包。

③取1个茶包放入杯子里，用热水冲泡5分钟即可饮用。

用法：每日早、晚各1杯。

功效：安神滋阴，健脑养心。

健脑茶

配方：酸枣仁20克。

做法：①将酸枣仁捣碎。

②将准备好的酸枣仁平均分成8份，用细纱布分别包好。

③取1个茶包放入杯子里，用热水冲泡6分钟左右即可饮用。

用法：代茶饮用，时间和次数不限。

功效：健脾补肝，安神宁心。

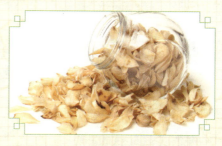

益智百合茶

配方：远志3克，百合10克，龙眼肉10克，红枣5克，冰糖适量。

做法：①将远志、百合磨成粉末，龙眼肉切丁，红枣洗净切成片。

②将以上准备好的材料混合均匀，平均分成3份，分别装入滤泡纸袋里制成茶包。

③取1个茶包放入杯子里，加入适量的冰糖，用热水冲泡10分钟即可饮用。

用法：代茶饮用，时间和次数不限。

功效：安神益智。适用于记忆力下降、脑力工作者。

排除毒素
PAICHU DUSU

——银花配绿茶，解毒全靠它

人体内的毒素来源主要有两个途径，一是大气中的污染物通过呼吸进入体内；另一个是食物在体内代谢后所产生的废物。生活中排出毒素的方法有多种，而皮肤是主要的排出毒素的途径，通过大量出汗，可以排出体内的毒素。另外，早晨空腹喝一杯白开水，也利于毒素的排出。

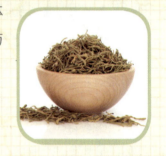

特效药茶偏方

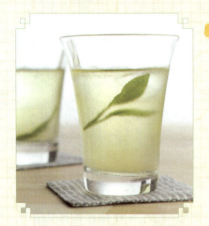

银花绿茶

配方：金银花10克，绿茶5克。

做法：①将金银花晾干，去除杂质。

②将金银花与绿茶混合均匀，平均分成5份，用细纱布分别包好。

③取1个茶包放入杯子里，用热水冲泡10分钟即可饮用。

用法：代茶饮用，时间和次数不限。

功效：金银花有抑菌、抗病毒、清热的作用。此款茶饮适用于急性肠炎，可排毒养颜。

小提示

饮用时加入适量的冰糖，口感会更好。

禁忌：脾胃虚寒及气虚疮疡脓清者忌服。

连翘绿茶

小提示

饮用时加入适量的蜂蜜，口感会更好。

配方：连翘20克，绿茶3克。

做法：①将连翘磨成粉。

②将准备好的连翘与绿茶混合均匀，平均分成3份，分别装入滤泡纸袋里制成茶包。

③取1个茶包放入杯中，用沸水冲泡5分钟即可饮用。

用法：代茶频饮，时间不限。

功效：连翘有清热解毒、散结的功效。此款茶饮适用于风热感冒、急性肾炎等病症。

禁忌：脾胃虚寒、气虚者慎用。

防病治病药茶

玫瑰蜜枣茶

配方：鲜玫瑰花16克，蜜枣干4克。

做法：①将玫瑰花晾干、去除杂质，蜜枣干切成小块。

②将切好的蜜枣与玫瑰花混合均匀，平均分成4份，用细纱布分别包好。

③取1个茶包放入杯子里，用热水冲泡10分钟即可饮用。

用法：代茶饮用，时间和次数不限。

功效：玫瑰花有活血的作用；蜜枣有软便之效。经常饮用本茶饮可有效排出体内毒素。

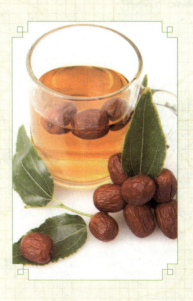

金花茶

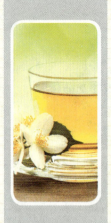

配方：金银花10克，茉莉花5克。

做法：①将金银花、茉莉花均晾干并去除杂质。

②将晒好的金银花与茉莉花混合均匀，平均分成5份，用细纱布分别包好。

③取1个茶包放入杯子里，用热水冲泡5分钟即可饮用。

用法：代茶饮用，时间和次数不限。

功效：清热解毒，可防治外感发热。

金翘茶

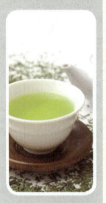

配方：金银花5克，绿茶5克，连翘3克。

做法：①将金银花晾干，连翘磨成粉末。

②将准备好的材料与绿茶混合均匀，平均分成2份，分别装入滤泡纸袋里制成茶包。

③取1个茶包放入杯中，用热水冲泡5分钟即可饮用。

用法：代茶频饮，时间不限。

功效：清热散结。

绿豆排毒茶

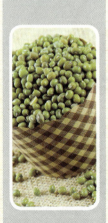

配方：绿豆15克，白砂糖适量。

做法：①将绿豆磨成粉末。

②将磨好的绿豆粉平均分成5份，装入滤泡纸袋里制成茶包。

③取1个茶包放在杯中，加入适量的白砂糖，用热水冲泡5分钟即可饮用。

用法：代茶饮用，时间和次数不限。

功效：解毒利尿。

清热去火
QINGRE QUHUO
——桑叶夏枯草，清热最有效

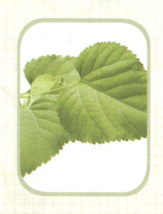

中医学认为，上火主要是人体内阴阳失衡、内火肝盛所造成的。平时可以通过滋阴、清热、解毒的方法来去火，应多吃些清热的食物，如西瓜、苦瓜、绿豆、莲子等；还可以喝些凉茶，也有助于清热去火。

特效药茶偏方

夏桑菊茶

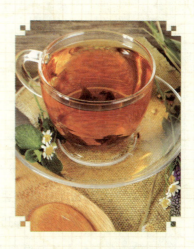

配方：夏枯草10克，桑叶10克，菊花5克。

做法：①将夏枯草磨成粉末，桑叶与菊花晾干。

②将以上准备好的材料混合均匀，平均分成5份，用细纱布分别包好。

③取1个茶包放入杯子里，用热水冲泡5分钟即可饮用。

用法：代茶饮用，时间和次数不限。

功效：夏枯草有清热、散结的作用；桑叶可以散风清热、清肝明目；菊花有解毒之

小提示

小提示：饮用时加入适量的蜂蜜，口感会更好。

效。此款茶饮清热去火的效果很好，可以预防秋冬燥热、春夏祛暑湿等症。

禁忌：风寒感冒者禁用。

香兰凉茶

小提示

饮用时加入适量的冰糖或白砂糖，口感会更好。

配方：藿香9克，佩兰9克，绿茶6克。

做法：①将藿香和佩兰均磨成粉末。

②将磨好的藿香和佩兰与茶叶混合均匀，平均分成3份，分别装入滤泡纸袋里制成茶包。

③取1个茶包放入杯中，用热水冲泡5分钟即可饮用。

用法：代茶饮用，时间和次数不限。

功效：藿香有解表、祛湿之效；佩兰可以清心火。此款茶饮适用于暑热感冒、头痛等病症。

禁忌：阴虚、气虚多汗者禁用。

防病治病药茶

金天茶

配方：金银花5克，天花粉3克。

做法；①将金银花晾干并去除杂质。

②将金银花与天花粉混合均匀，平均分成2份，分别装入滤泡纸袋里制成茶包。

③取1个茶包放入杯中，用热水冲泡5分钟即可饮用。

用法：代茶饮用，时间和次数不限。

功效：清热解毒，凉血。

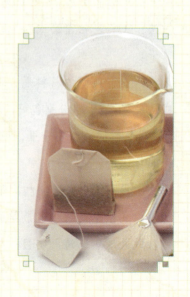

莲子清热凉茶

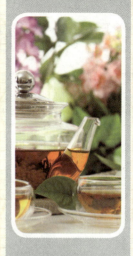

配方：莲子心20克，菊花5克，绿茶3克。

做法：①将菊花晾干、去除杂质。

②将菊花与莲子心、绿茶混合均匀，平均分成3份，用细纱布分别包好。

③取1个茶包放入杯中，用热水冲泡5分钟即可饮用。

用法：代茶饮用，时间和次数不限。

功效：清心，去热。

薄荷凉茶

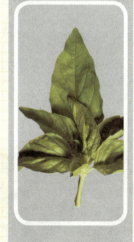

配方：薄荷6克，甘草6克。

做法：①将薄荷洗净撕成小片，甘草磨成粉末。

②将磨好的甘草与薄荷混合均匀，平均分成3份，分别装入滤泡纸袋里制成茶包。

③取1个茶包放入杯中，用热水冲泡5分钟即可饮用。

用法：代茶频饮，时间不限。

功效：疏散风热，提神解郁。

五花茶

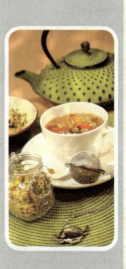

配方：金银花5克，菊花5克，槐花5克，葛花5克，木棉花5克。

做法：①将以上材料晾干并去除杂质。

②将准备好的材料混合均匀，平均分成5份，用细纱布分别包好。

③取1个茶包放入杯子里，用热水冲泡5分钟即可饮用。

用法：代茶饮用，时间和次数不限。

功效：清热解毒，去火。适用于因上火导致的咽喉炎、风热感冒等病症。

提神醒脑
TISHEN XINGNAO

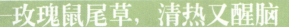

—— 玫瑰鼠尾草，清热又醒脑

随着生活压力的增大，很多人平时经常出现头昏脑涨或昏昏欲睡的情况，尤其是在下午。这个时候，提神醒脑是提高工作效率的最佳方法。工作时，可以利用中午时间小憩一会来提神，也可以通过饮用药茶来提神醒脑，如薄荷绿茶、菊花茶等。

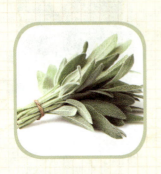

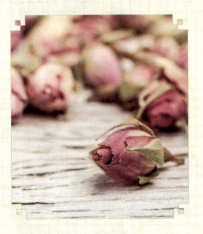

特效药茶偏方

玫瑰提神茶

配方：玫瑰花3克，鼠尾草3克，绿茶3克。

做法：①将玫瑰花和鼠尾草晾干、去除杂质。

②将鼠尾草和玫瑰花混合均匀，平均分成3份，用细纱布分别包好。

③取1份茶包放入杯子里，用沸水冲泡10分钟即可饮用。

用法：代茶饮用，时间和次数不限。

功效：鼠尾草有清热之效，玫瑰花可以消除疲劳。该茶饮可以滋养大脑，使人神清气

小提示

冲泡时加入2～3颗红枣，口感会更好。

爽，还适用于头痛等病症。

禁忌：哺乳期的产妇和围绝经期妇女禁用。

提神醒脑茶

小提示

冲泡时加入适量的冰糖或白糖，口感会更好。

配方：薄荷2克，菊花2克，绿茶3克。

做法：①将菊花晾干、去除杂质，薄荷洗净撕成小片。

②将晒好的菊花与薄荷、绿茶混合均匀，平均分成2份，用细纱布分别包好。

③取1个茶包放入杯子里，用热水冲泡10分钟即可饮用。

用法：代茶饮用，时间和次数不限。

功效：菊花有散热之效，薄荷可以醒脑。该茶饮有提神醒脑的作用，可以有效消除疲劳。

禁忌：体弱、经期者禁用。

防病治病药茶
杭白菊凉茶

配方：杭白菊12克，人参花10克，冰糖适量。

做法：①将杭白菊、人参花晾干并去除杂质。

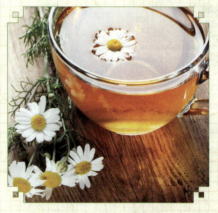

②将晒好的杭白菊与人参花混合均匀，平均分成5份，用细纱布分别包好。

③取1个茶包放入杯子里，加入适量的冰糖，用热水冲泡10分钟即可饮用。

用法：代茶饮用，时间和次数不限。

功效：提神，清热生津。适用于头痛、失眠等症。

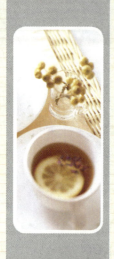

柠檬提神茶

配方：柠檬20克，薰衣草12克。

做法：①将柠檬洗净切成片，薰衣草晾干并去除杂质。

②将晒好的薰衣草与柠檬片混合均匀，平均分成5份，用细纱布分别包好。

③取1个茶包放入杯子里，用热水冲泡5分钟即可饮用。

用法：代茶饮用，时间和次数不限。

功效：舒缓压力，消除疲劳。该茶饮也可用来缓解头痛等症。

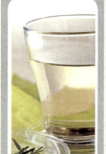

香菊凉茶

配方：迷迭香5克，菊花3克，绿茶3克，冰糖适量。

做法：①将迷迭香、菊花晾干并去除杂质。

②将晒好的迷迭香、菊花与绿茶混合均匀，平均分成2份，用细纱布分别包好。

③取1个茶包放入杯子里，加入适量的冰糖，用热水冲泡5分钟即可饮用。

用法：代茶饮用，时间和次数不限。

功效：提神醒脑，增强记忆力。

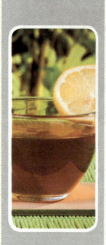

提神茶

配方：玫瑰花5克，薄荷3克，柠檬3克。

做法：①将柠檬洗净切成片，玫瑰花晾干、去除杂质，薄荷撕成小片。

②将以上准备好的材料混合均匀，平均分成2份，用细纱布分别包好。

③取1个茶包放入杯子里，用热水冲泡5分钟即可饮用。

用法：代茶频饮，时间不限。

功效：舒缓情绪，消除疲劳。

保肝明目
BAOGAN MINGMU

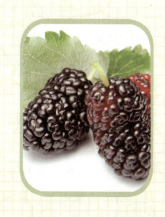

中医学认为"肝开窍于目"，也就是说，护眼的同时也要护肝。日常生活中，明目护肝应从注意劳逸结合入手，养成良好的生活习惯，保持心情舒畅。饮用药茶是个不错的选择，因为药茶中含有的维生素A及B族维生素可以起到保肝明目的作用。

特效药茶偏方

保肝明目茶

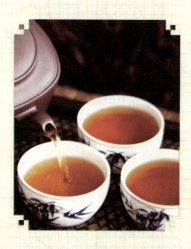

配方：山楂20克，菊花13克，枸杞子12克，决明子12克。

做法：①将山楂去核切成细丝，菊花和枸杞子晾干。

②将以上准备好的材料和决明子混合均匀，平均分成4份，用细纱布分别包好。

③取1个茶包放入杯子里，用热水冲泡10分钟即可饮用。

用法：代茶饮用，时间和次数不限。

功效：决明子有清肝明目、润肠通便之效；

小提示

冲泡时加入2～3颗红枣，口感会更好。

菊花清热泻火。此款茶饮适用于肝虚、脑力工作者。

禁忌：肠胃虚寒腹泻者不可大量饮用。

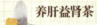 **养肝益肾茶**

小提示

　　饮用时加入适量的白砂糖，口感会更好。

配方：枸杞子5克，桑葚5克，山药5克，红枣5克。

做法：①将桑葚、枸杞子洗净晾干，红枣去核并切成片，山药磨成粉末。

②将以上准备好的材料混合均匀，平均分成5份，分别装入滤泡纸袋里制成茶包。

③取1个茶包放入杯子里，用热水冲泡5分钟即可饮用。

用法：代茶频饮，时间不限。

功效：桑葚有补肝益肾的作用；山药可以补脾胃；枸杞子则可以养肝明目。此款茶饮适用于眼睛多泪的症状，并可有效抗衰老。

禁忌：脾胃虚寒、大便稀薄者要慎用。

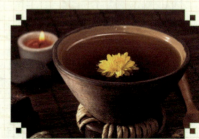

防病治病药茶

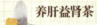 **清热明目茶**

配方：生地3克，麦冬3克，菊花3克，二花3克。

做法：①将生地和麦冬均磨成粉末，菊花、二花晾干并去除杂质。

②将以上准备好的材料混合均匀，平均分成3份，分别装入滤泡纸袋里制成茶包。

③取1个茶包放入杯子里，用热水冲泡5分钟即可饮用。

用法：代茶饮用，时间和次数不限。

功效：清热解毒，养阴明目。

四子饮

配方：女贞子5克，菟丝子5克，决明子5克，枸杞子5克。

做法：①将决明子、女贞子均磨成粉末，菟丝子、枸杞子晾干。

②将以上材料混合均匀，平均分成5份，分别装入滤泡纸袋里制成茶包。

③取1个茶包放入杯子里，用热水冲泡10分钟即可饮用。

用法：代茶饮用，时间和次数不限。

功效：滋补肝肾，清利头目，润肠通便。

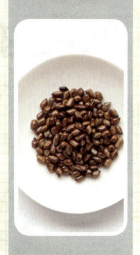

 明目花茶

配方：金银花3克，干菊花3克，枸杞子3克。

做法：①将金银花、枸杞子晾干并去除杂质。

②将处理好的枸杞子、金银花与菊花混合均匀，平均分成2份，用细纱布分别包好。

③取1个茶包放入杯子里，用热水冲泡10分钟即可饮用。

用法：代茶饮用，时间和次数不限。

功效：清热解毒，养肝补肾。适用于眼干、眼涩等症。

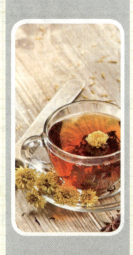

清肝红枣茶

配方：枸杞子5克，菊花5克，草决明6克，红枣3克，白砂糖适量。

做法：①将枸杞子、菊花晾干并去除杂质，红枣切成片，草决明磨成粉末。

②将以上处理好的各材料混合均匀，平均分成3份，分别装入滤泡纸袋里制成茶包。

③取1个茶包放入杯子里，加入适量的白砂糖，用热水冲泡10分钟即可饮用。

用法：代茶饮用，时间和次数不限。

功效：保肝明目。适宜用眼过度的人，能消除眼睛疲劳。

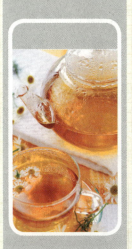

养心安神
YANGXIN ANSHEN
——桂圆和酸枣，少梦睡眠好

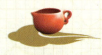

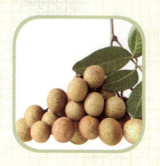

睡眠是人体的生理需要，也是维持身体健康的重要手段。中医常用养心安神的方法治疗失眠，生活中也可以通过饮用药茶来缓解心血亏虚的症状，一般常用酸枣仁、柏子仁、麦冬、龙眼肉等材料来制作药茶。

特效药茶偏方

枣仁安神茶

配方：酸枣仁6克，桂圆肉15克。

做法：①将桂圆肉切成小丁，酸枣仁磨成末。

②将磨好的酸枣仁与桂圆肉混合均匀，平均分成5份，分别装入滤泡纸袋里制成茶包。

③取1个茶包放入杯子里，用沸水冲泡5分钟即可饮用。

用法：代茶饮用，时间和次数不限。

功效：酸枣仁具有养肝、宁心、安神的作用；桂圆肉可以补气血、养心定志。此款茶饮适用于失眠、多梦、头晕目眩、四肢乏力等病症。

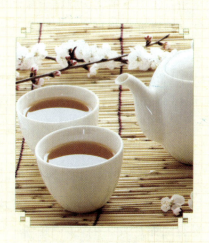

小提示

饮用时加入适量的蜂蜜，口感会更好。

禁忌：孕妇及糖尿病患者禁用。

安神宁心茶

小提示

冲泡时加入2～3颗红枣，口感会更好。

配方：龙齿9克，石菖蒲6克。

做法：①将石菖蒲与龙齿均磨成末。

②将磨好的石菖蒲与龙齿混合均匀，平均分成3份，分别装入滤泡纸袋里制成茶包。

③取1个茶包放入杯子里，用热水冲泡5分钟即可饮用。

用法：代茶频饮，时间不限。

功效：石菖蒲有益脾和胃、宁心安神之效；龙齿可以清热除烦。此款茶饮适用于劳神过度、失眠多梦、神经衰弱、心悸等病症。

禁忌：胃炎及消化性溃疡患者慎用。

防病治病药茶

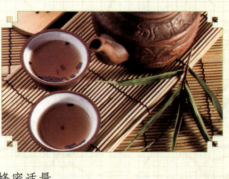

合欢安神茶

配方：合欢皮12克，夜交藤9克，蜂蜜适量。

做法：①将合欢皮和夜交藤均磨成末。

②将磨好的夜交藤与合欢皮混合均匀，平均分成6份，分别装入滤泡纸袋里制成茶包。

③取1个茶包放入杯子里，加入适量的蜂蜜，用沸水冲泡10分钟即可饮用。

用法：代茶频饮，时间不限。

功效：解郁安神，养心活血。适用于心悸、心烦气躁等症。

柏子养心茶

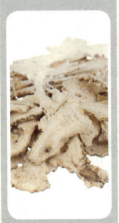

配方： 甘草3克，茯苓3克，石菖蒲3克，当归9克，麦冬9克，玄参6克，熟地6克，枸杞子20克，柏子仁10克。

做法： ①将枸杞子洗净晾干，其他药材均磨成末。

②将枸杞子与已磨好的材料混合均匀，平均分成6份，分别装入滤泡纸袋里制成茶包。

③取1个茶包放入杯子里，用热水冲泡10分钟即可饮用。

用法： 每日早、晚各1杯。

功效： 安神宁心，滋阴补肾。适用于心悸怔忡、神经衰弱等病症。

禁忌： 孕妇禁用。

豆麦莲子茶

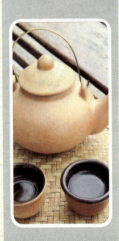

配方： 黑枣9克，莲子12克，浮小麦12克，黑豆12克。

做法： ①将黑枣去核切碎，黑豆、莲子、浮小麦均磨成粉末。

②将以上准备好的材料混合均匀，平均分成6份，分别装入滤泡纸袋里制成茶包。

③取1个茶包放入杯子里，用热水冲泡5分钟即可饮用。

用法： 代茶频饮，时间不限。

功效： 安神益智，滋阴补肾，养心安神。

润肺利咽
RUNFEI LIYAN
——甘草和乌梅，利咽又润肺

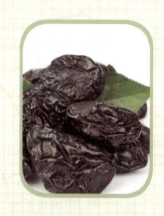

在秋冬季节，咽喉常会出现干涩、发痒的症状。中医学认为，其是由于肺虚引起虚火上升所致。日常护嗓，应注意饮食清淡，不吃辛辣刺激的食物；还可以饮用一些药茶，以清除体内的虚火、排出喉咙内的异物。

特效药茶偏方

罗汉夏枯茶

配方：夏枯草15克，罗汉果10克。

做法：①将夏枯草磨成粗末，罗汉果去壳、切成片。

②将磨好的罗汉果、夏枯草混合均匀，平均分成5份，用细纱布分别包好。

③取1个茶包放入杯子里，用热水冲泡5分钟即可饮用。

用法：代茶饮用，时间和次数不限。

功效：罗汉果有润肺止咳的作用，夏枯草可以清肝火。此款茶饮适用于急、慢性喉炎及急、慢性支气管炎等，保护咽

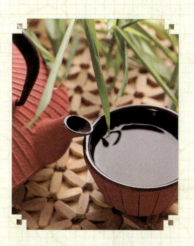

小提示

饮用时加入适量的红糖，口感会更好。

喉的效果很好。

禁忌：服用其他滋补性中药时禁用。

小提示

此茶饮口感偏酸，饮用时加入适量的冰糖，口感会更好。

五梅清爽茶

配方：罗汉果15克，乌梅肉5克，五味子5克，甘草3克。

做法：①将乌梅肉切成小丁，罗汉果、五味子、甘草均磨成粉末。

②将以上准备好的材料混合均匀，平均分成3份，分别装入滤泡纸袋里制成茶包。

③取1个茶包放入杯子里，用热水冲泡5分钟即可饮用。

用法：代茶饮用，时间和次数不限。

功效：乌梅能生津、止咳；五味子可以敛肺、养心；甘草则有止咳的作用。常饮此药茶对慢性支气管炎、百日咳、咽喉炎、喉痛、声音嘶哑等症均有效。

禁忌：外感发热者禁用。

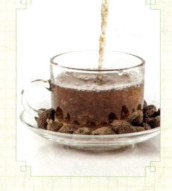

防病治病药茶

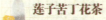

莲子苦丁花茶

配方：胖大海2个，莲子心5克，苦丁茶5克，菊花2克，冰糖适量。

做法：①将菊花、莲子心晾干并去除杂质。

②将准备好的材料混合均匀，平均分成2份，用细纱布分别包好。

③取1个茶包放入杯子里，加入适量的冰糖，用沸水冲泡10分钟即可饮用。

用法：代茶饮用，时间和次数不限。

功效：清肺热，缓解咽喉干痛。

大海甘桔茶

配方：胖大海2个，桔梗10克，甘草6克。

做法：①将甘草、桔梗均磨成末。

②将磨好的桔梗与甘草混合均匀，平均分成2份，每份放入1个胖大海，用细纱布分别包好。

③取1个茶包放入杯中，用沸水冲泡10分钟即可饮用。

用法：代茶频饮，时间不限。

功效：清热润肺，利咽解毒。

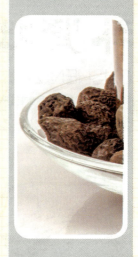

利咽玄参茶

配方：玄参5克，余甘子5克，麦冬3克，冰糖适量。

做法：①将玄参、余甘子、麦冬均磨成粉末。

②将以上处理好的材料混合均匀，平均分成2份，分别装入滤泡纸袋里制成茶包。

③取1个茶包放入杯中，加入适量的冰糖，用热水冲泡5分钟即可饮用。

用法：代茶频饮，时间不限。

功效：清热生津，利咽止痛。

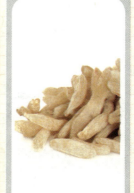

罗汉无花果茶

配方：罗汉果10克，无花果10克。

做法：①将无花果磨成粗末，罗汉果去壳、切成片。

②将磨好的无花果与罗汉果混合均匀，平均分成5份，用细纱布分别包好。

③取1个茶包放入杯子里，用热水冲泡5分钟即可饮用。

用法：代茶频饮，时间不限。

功效：清肺利咽，润肠通便。

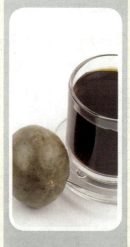

补肾壮阳
BUSHEN ZHUANGYANG

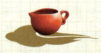

——锁阳和党参，补肾又益肺

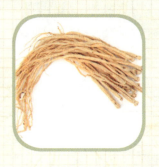

男人要想有个强壮的身体，补肾壮阳是关键。药茶在生活中往往被人们视为醒脑提神的饮品，其实它还有强身补肾的作用，因为其中的生物碱有消除疲劳、振奋精神的作用，所以药茶也是补肾壮阳的佳品。

特效药茶偏方

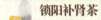

锁阳补肾茶

配方：锁阳5克，党参5克，覆盆子5克，山药5克。

做法：①将以上4种材料均磨成末。②将准备好的材料混合均匀，平均分成5份，分别装入滤泡纸袋里制成茶包。③取1个茶包放入杯中，用沸水冲泡5分钟即可饮用。

用法：代茶饮用，每日早、晚各1杯。

功效：锁阳有补肾润肠之效；党参补中益气、健脾益肺；覆盆子益肾、固

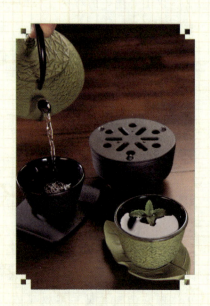

小提示

饮用时加入适量的白砂糖，口感会更好。

精。此款茶饮适用于阳痿、遗精等病症。

禁忌：肾虚火旺、小便短赤者慎用。

 桑葚固肾茶

小提示

饮用时加入适量的蜂蜜，口感会更好。

配方：桑葚10克，锁阳10克。

做法：①将锁阳磨成末，桑葚洗净晾干。

②将磨好的锁阳与桑葚混合均匀，平均分成5份，分别装入滤泡纸袋里制成茶包。

③取1个茶包放入杯子里，用热水冲泡5分钟即可饮用。

用法：代茶饮用，时间和次数不限。

功效：桑葚有滋阴、补血的作用；锁阳则可以益肾。此款茶饮适用于遗精、便秘等症。

禁忌：肠炎、脾胃虚寒者禁用。

防病治病药茶

 补气壮阳茶

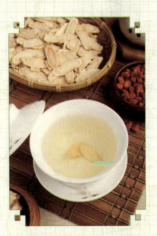

配方：高丽参3克，莲子12克，龙眼12克，麦冬12克，薏苡仁21克，五味子9克，冰糖适量。

做法：①将龙眼去核、切碎，除冰糖外的其他材料均磨成粉末。

②将以上材料混合均匀，平均分成6份，分别装入滤泡纸袋里制成茶包。

③取1个茶包放入杯子里，加入适量的冰糖，用热水冲泡5分钟即可饮用。

用法：每晚睡前1杯。

功效：补气安神，补肾壮阳。适用于阳痿、四肢倦困、腰痛等症。

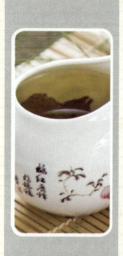

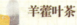

羊藿叶茶

配方：羊藿叶10克。

做法：①将羊藿叶洗净，撕成小片。

②将准备好的羊藿叶平均分成5份，用细纱布分别包好。

③取1个茶包放入杯子里，用热水冲泡5分钟即可饮用。

用法：代茶频饮，时间不限。

功效：补肾壮阳。适用于阳痿等症。

杜仲益精茶

配方：杜仲、山茱萸、五味子、枸杞子各5克。

做法：①将山茱萸、枸杞子晾干并去除杂质，五味子、杜仲均磨成粉末。

②将以上准备好的材料混合均匀，平均分成5份，分别装入滤泡纸袋里制成茶包。

③取1个茶包放入杯子里，用热水冲泡10分钟即可饮用。

用法：每日上午和晚上睡前1小时各1次。

功效：补肾益精。适用于肾阳不足的阳痿等症。

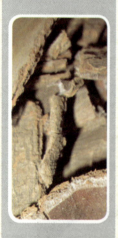

苁蓉杜仲茶

配方：肉苁蓉5克，杜仲3克，菟丝子3克，五味子3克，续断3克，红茶5克。

做法：①将菟丝子晾干、切碎，其他材料均磨成末。

②将以上处理好的材料与红茶混合均匀，平均分成3份，分别装入滤泡纸袋里制成茶包。

③取1个茶包放入杯子里，用沸水冲泡5分钟即可饮用。

用法：代茶饮用，时间和次数不限。

功效：适用于男子阳痿精冷、小便失禁等症。

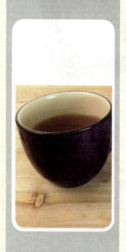

保养脾胃
BAOYANG PIWEI

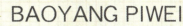

——党参加陈皮，养胃还健脾

近年来，由于生活节奏的加快，脾胃病也成为常见病之一。中医认为，脾胃病的发生主要是由于饮食不节、情志失调、肝气郁结所致。生活中要注意劳逸结合，饮食上不要食用过于生冷、辛辣的食物；保持心情舒畅。

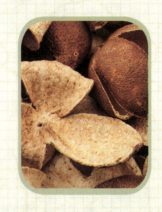

特效药茶偏方

陈皮党参枣茶

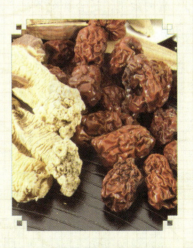

配方：党参10克，陈皮10克，红枣5克。

做法：①将红枣去核切成片，陈皮、党参均磨成粉末。

②将以上准备好的材料混合均匀，平均分成5份，分别装入滤泡纸袋里制成茶包。

③取1个茶包放入杯子里，用热水冲泡5分钟即可饮用。

用法：代茶饮用，时间和次数不限。

功效：党参有补中益气、健脾之功效；陈皮有理气和中、调整肠胃功能的作用。此

小提示

饮用时加入适量的红糖，口感会更好。

款茶饮适用于胃寒、消化不良等症。

禁忌：气虚及阴虚燥咳患者禁用。

脾胃保健茶

配方：松子仁10克，花生5克，核桃仁3克，乌龙茶2克。

小提示

冲泡时加入2～3颗红枣，口感会更好。

做法：①将松子仁、花生、核桃仁用文火炒熟，然后研成末。

②将处理好的材料与乌龙茶混合均匀，平均分成2份，分别装入滤泡纸袋里制成茶包。

③取1个茶包放入杯子里，用热水冲泡5分钟即可饮用。

用法：代茶饮用，时间和次数不限。

功效：核桃仁有润肠通便的作用；花生可以健脾和胃。该茶饮具有健脾胃的效果，适合食欲不振、脾胃虚弱的人饮用。

禁忌：腹泻者禁用。

防病治病药茶

四君子茶

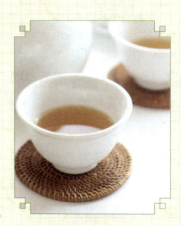

配方：党参10克，茯苓10克，白术10克，甘草10克。

做法：①将以上4种材料均磨成末。

②将准备好的材料混合均匀，平均分成5份，分别装入滤泡纸袋里制成茶包。

③取1个茶包放入杯子里，用热水冲泡5分钟即可饮用。

用法：代茶饮用，时间和次数不限。

功效：助消化，改善脾胃气虚证。

健胃化食茶

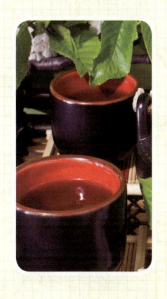

配方：山楂6克，莱菔子6克，麦芽10克。

做法：①将山楂去核切成片，莱菔子、麦芽均磨成粉末。

②将以上准备好的材料混合均匀，平均分成5份，分别装入滤泡纸袋里制成茶包。

③取1个茶包放入杯子里，用热水冲泡5分钟即可饮用。

用法：代茶频饮，时间不限。

功效：消积解腻，消食健胃，活血化瘀。

洛神陈皮茶

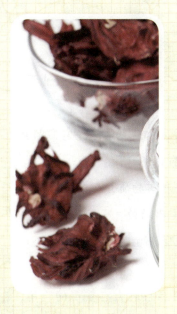

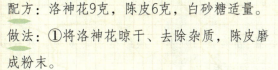

配方：洛神花9克，陈皮6克，白砂糖适量。

做法：①将洛神花晾干、去除杂质，陈皮磨成粉末。

②将晒好的洛神花与陈皮粉混合均匀，平均分成3份，分别装入滤泡纸袋里制成茶包。

③取1个茶包放入杯子里，加入适量的白砂糖，用热水冲泡10分钟即可饮用。

用法：代茶频饮，时间不限。

功效：助消化、排毒。适用于消化不良、肥胖者。

补益人体五脏的食材、药材及药茶方

心脏
XINZANG
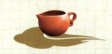

——主血脉，一切生命活动的主宰

心脏是身体循环系统中的动力。心脏的作用是促进血液的流动，向人体的各个器官和脏器提供充足的血流量，满足身体对氧气和营养物质的需要，并除去代谢产物，维持细胞的正常的代谢功能。心脏的搏动推动着血液的流动，是血液运输的动力器官。中医有"红色入心"的说法，所以平时可以多吃一些红色的食物，如樱桃、红豆等。

补心的食材

红豆：富含蛋白质和 B 族维生素等多种营养成分，有清热排毒、健脾止泻、净化血液的作用。

石榴：石榴富含丰富的维生素、优质蛋白质以及微量元素等。它们都具有抗氧化作用，同时还能降血脂，预防心脑血管疾病。

红薯：红薯富含蛋白质、淀粉、果胶、纤维素及多种矿物质，有"长寿食品"之誉。具有抗癌、保护心脏、辅助治疗糖尿病、减肥等功效。

樱桃：樱桃含铁量高，位于各种水果之首。它促进血红蛋白再生，既可以预防缺铁性贫血，又可使皮肤红润嫩白。

红枣：红枣含有钙、铁、有机酸以及糖等，对产后贫血有重要的作用，正在生长发育的青少年和女性容易发生贫血，红枣是十分理想的食疗食物，其效果通常是药物不能比拟的。

补心的药材

桂圆：桂圆肉味甘，性温，归心、脾经，而且甜美可口，不滋腻，实为补心健脾佳品。适用于久病体虚或年老体衰者，常有气血不足等症。

人参：味甘，微苦，归脾、肺、心经。具有大补元气、生津、安神的作用，被人们称为"百草之王"，是非常名贵的药材。但人参不可滥用，体质壮实的人不必进补，而且服用人参后不可饮茶，否则将会使作用受损。

黄芪：味甘，性微温，归肝、脾、肺、肾经。具有益气固表、利水消肿之功效。可用于气虚乏力、表虚体肿等症。

炙甘草：性味甘平，归脾、心经。具有和中缓急、气血双补的功效，常用于脾胃虚弱、心动悸、倦怠乏力等。

葛根：性凉，味甘辛，归心、肺经。具有解表退热、养脾胃、生津等作用。适用于心绞痛、高血压病等症。

补心的茶方

枸杞龙眼茶

原料：枸杞子5克，龙眼肉3克，绿茶3克，冰糖10克。

做法：用250毫升开水冲泡后饮用，冲饮至味淡。

用法：代茶饮用，时间和次数不限。

功效：滋肾补心，安神。适用于心悸、失眠、多梦等症。

莲子益智补心茶

原料：莲子5克，益智仁5克。

做法：先把以上药材捣碎，放到容器中，用开水泡，盖闷15～20分钟，然后去渣取汁。

用法：代茶饮用。

功效：补脾止泻，补心肾。能有效缓解肾虚、睡眠等症。

柏子养心茶

原料：甘草3克，茯苓3克，石菖蒲3克，当归3克，麦冬3克，玄参3克，熟地3克，枸杞子2克，柏子仁5克。

做法：将所有材料放入杯中，冲入1000毫升的沸水，盖闷30分钟，然后去渣取汁。

用法：代茶频饮。

功效：安神宁心，滋阴补肾。适用于记忆力减退、神经衰弱等症。

茶树根强心茶

原料：老茶树根30克，糯米酒适量。

做法：将老茶树根洗净，略干后切成薄片，加水和适量米酒，用文火煎煮10分钟左右，去渣取汁即可。

用法：每晚睡前喝1次。

功效：祛风胜湿，宁心安神。适用于风湿性心脏病症见心悸、气短等。

风心茶

原料：老茶树根20克，枫荷梨30克，万年青6克。

做法：以上3种材料加水适量，煎沸30分钟，取汁即可。

用法：每日1次，不限时间。

功效：祛风，强心，利湿。适用于风湿性心脏病症见心悸、气短、胸闷、水肿等。

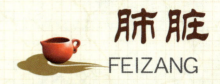

肺脏
FEIZANG

——主呼吸，脏腑之气的"调节师"

肺是呼吸系统中最重要的器官。它的主要功能是将大气中的氧气运输到血液中，并将身体内的二氧化碳从血液中排出。若肺丧失了呼吸功能，清气不能吸入，浊气不能排出，新陈代谢停止，人的生命活动也就终结了。肺主一身之气的作用，主要取决于肺的呼吸功能。肺气通于秋，在生理上，肺为清虚之体，与秋季的气候相对应。所以，秋季是补肺的最佳季节。中医认为，白色入肺。日常生活中可以选择一些白色的食物，如雪花梨、百合等。

补肺的食材

黑木耳：黑木耳是含铁、维生素K和植物胶原非常丰富的食物，它具有较强的吸附作用，以及清理消化道的作用。

百合：百合中含有许多具有活性的生物碱、淀粉、蛋白质等，有清心润肺、化痰止咳的作用。一般适用于肺热咳嗽、肺结核等症。

鲜藕：藕含有淀粉、天门冬素以及氧化酶成分。生吃鲜藕能清热解烦、解渴，如将鲜藕压榨取汁，其功效更甚；煮熟的藕性味甘温，还有健脾的功效。

柿饼：主要成分是蛋白质、膳食纤维，有润燥、化痰、止咳的作用，能治疗肺热燥咳。

雪花梨：梨所含的配糖体及鞣酸等成分，能祛痰止咳，对咽喉有养护作用；秋季多吃梨，有很好的润肺效果。

补肺的药材

　　麦冬：味苦，性寒，归心、肺、胃经。具有养阴生津、润肺清心的作用。适用于肺胃阴虚口渴、干咳、咯血等症，对于缓解心绞痛、胸闷也有一定的作用。

　　五味子：味酸，性温，入肺、肾经。具有敛肺、滋肾、生津的作用。适用于肺肾两虚之虚咳、气喘等症。

　　沙参：味甘，性微寒，归肺、胃经。具有清肺化痰、养阴润燥、益胃生津的作用。适用于阴虚发热、肺燥干咳、痰中带血、喉痹咽痛、津伤口渴等症。

　　枇杷：味酸，性平，入脾、肺、肝经。具有润肺止咳、止渴和胃、利尿清热等作用。适用于肺热咳嗽、气逆喘息、咳血等症。

　　党参：味甘，性平，归脾、肺经。具有补中益气、健脾益肺的作用。适用于脾肺虚弱、虚喘咳嗽、内热消渴等症。

补肺的茶方

外婆的
茶包
小偏方

188

沙参麦冬茶

原料：南沙参9克，麦冬10克，杏仁9克，川贝母9克，枇杷叶9克。

做法：将以上5种药材用水煎煮，然后去渣取汁。

用法：每晚睡前喝1次。

功效：清热，润肺，止咳。适用于治疗慢性支气管炎，症见干咳无痰或痰少而黏等。

金银花茶

原料：金银花5克，绿茶3克。

做法：将绿茶和金银花放到茶杯中，用沸水冲泡10分钟左右即可饮用。

用法：代茶饮用，时间和次数不限。

功效：清热解毒、抗菌。能有效缓解肺炎、慢性肠炎等。

佛耳草茶

原料：新鲜枇杷叶15克，佛耳草6克，薜菜6克，橘皮3克。

做法：将枇杷叶洗净，橘皮撕成小块，与佛耳草、薜菜一起放入保温杯里，用适量的沸水冲泡5分钟即可饮用。

用法：代茶频饮，时间不限。

功效：止咳润肺。适用于哮喘、急性或慢性支气管炎等症。

竹茹陈皮蜜茶

原料：竹茹5克，新鲜枇杷叶10克，陈皮3克。

做法：先将枇杷叶洗净，陈皮切成小块，与竹茹一起用水煎沸，去渣取汁，加蜂蜜调服。

用法：代茶频饮。

功效：清热化痰。用于治疗肺热咳嗽。

雪梨川贝润肺茶

原料：雪梨5克，川贝6克。

做法：将雪梨切成小块，与川贝放入容器内一起煎煮，然后去渣取汁，加冰糖调服。

用法：代茶饮用，时间和次数不限。

功效：润肺，利湿。适用于秋冬季节的干咳。

脾脏
PIZANG

——主运化，维持人体代谢平衡

脾与胃都可将食物经消化、吸收后转化为水谷精微。所以，脾又被称之为生命动力之源。若脾运化失常，则能引起食少、纳呆、腹胀、消瘦等症状。脾还有"血库"之称，主要功能是过滤和储存血液。若气虚不能摄血，则出现皮下出血、便血、尿血、崩漏等症。吃酸助脾脏排毒，可以加强脾胃的消化功能，使食物中和人体内的毒素能在最短时间内排出，利于脾脏的正常运转。黄色食物可以健脾，所以我们平时应该多吃些黄色食物，如红薯、小米等。

补脾的食材

山药：山药含有胆碱、氨基酸、胡萝卜素、维生素、烟酸等成分，有健脾补肺、益精固肾的作用。适用于体弱神疲、食欲不振、消化不良等症。

番茄：番茄中富含丰富的番茄红素、胡萝卜素、维生素C以及大量的B族维生素，有开胃健脾的作用。适用于食欲不振、热病等。

甘蓝：含有丰富的维生素、糖等成分，能益脾和胃，缓急止痛。适用于轻微胃溃疡、十二指肠溃疡等症。

白萝卜：含有大量的维生素C、芥子油以及微量元素锌，可以促进胃肠蠕动、增强机体抵抗力。适用于消化不良、肠胃不适等。

白扁豆：含有丰富的蛋白质、蔗糖、葡萄糖、麦芽糖，有补脾和中、化湿消暑的作用。适用于脾胃虚弱、食欲不振、暑湿吐泻等病症。

补脾的药材

芡实：味甘，性平。具有补脾止泻、利湿健中的作用。主要适用于腹泻、小便不禁等病症。

茯苓：味甘、淡，性平，归心、肺、脾经。具有渗湿利水、健脾和胃、宁心安神的功效。对消化道溃疡有预防效果，对肝功能损伤也有明显的修护作用。

白术：味甘，性温。具有健脾除湿、固中止泻的作用。适用于脾虚食少、腹胀泄泻等症。

陈皮：味辛、苦，性温，归脾、肺经。具有理气、调中开胃、燥湿化痰的作用。适合食欲不振、脘腹胀痛等病症。

太子参：味甘、微苦，性温。具有补气益血、生津、补脾胃的作用。适用于脾气虚弱、饮食不振、食少多倦等病症。

补脾的茶方

芡实健脾茶

原料：芡实20克，白糖适量。

做法：将芡实放入容器内，加入1200毫升水煎煮，然后加糖调服。

用法：代茶饮用，时间和次数不限。

功效：适用于脾胃虚弱引起的经常性腹泻。

补脾益气茶

原料：牛乳1000克，红茶5克，红糖适量。

做法：先把红茶用水煎成浓汁，再加牛乳煮沸，盛在杯子中，放入适量的红糖，搅拌均匀即可饮用。

用法：代茶频饮，时间不限。

功效：健脾胃。适用于脾肾气虚引起的腹泻、遗精等症。

乌梅益脾茶

原料：红枣2个，乌梅3个，绿茶少许。

做法：先把绿茶放入杯中，用沸水冲泡5分钟左右，再加入红枣、乌梅，10分钟左右即可饮用。

用法：代茶饮用。

功效：适用于脾胃阴虚引起的盗汗、夜间出汗、易疲劳等病症。

开胃消食茶

原料：山楂2个，花茶3克，新鲜橘皮5克，冰糖1块。

做法：将山楂切成片，橘皮切成小块，然后和花茶、冰糖一起放在杯中，用热水冲泡5分钟左右即可饮用。

用法：代茶频饮，时间不限。

功效：开脾健胃。适用于各种食欲不振、不思饮食等症状。

健脾茶

原料：玫瑰花3克，石菖蒲3克，月季花3克，陈皮2克，枳实2克。

做法：把所有材料均放在锅中，用水煎煮后去渣取汁。

用法：代茶饮用。

功效：消湿解滞，清热化痰。适用于因酒食过饱引起的"醉饱症"。

肝脏
GANZANG
——主藏血，掌控情绪的"司令官"

肝脏是身体内以代谢功能为主的一个器官，通过新陈代谢将来自体内和体外的许多非营养性物质如各种药物、毒物以及体内某些代谢产物彻底分解或以原形排出体外，从而起到解毒作用。肝脏又是一个脆弱的器官，当细菌、病毒侵入肝脏后，会使肝功能衰退，出现病毒性肝炎、肝结核等一系列肝脏疾病。春天是万物齐发的季节，人体各脏器也频繁活动起来。中医认为，春天是肝旺之时，该时节养肝可以避免暑期的阴虚。所以，春天是补肝的最佳时期。春天是绿意盎然的季节，中医认为，青色入肝，应多吃绿色食物来护肝，如芹菜、菠菜、鲜枣等。

补肝的食材

香菇：富含大量的矿物质磷和钾以及维生素C，有补肝肾、益脾胃、降血脂的作用。适用于动脉硬化、高血压等症。

海带：海带中含有大量的碘和海带多糖，有降低人体血清总胆固醇、抗凝血的作用。适用于预防脑血栓、降低胆固醇等症。

香蕉：香蕉中富含大量的镁和钾，具有消除疲劳的作用，长期食用，可以预防肝硬化。

猕猴桃：富含大量的维生素C和膳食纤维，可以清除并预防体内堆积的有害代谢物质，有补肝护肝之效，可用作肝炎的辅助治疗。

李子：含有大量的碳水化合物、微量蛋白质以及B族维生素等，其中黄素苷为干扰素诱导物，可以清热生津、泻肝利水，有养肝、护肝之效。

补肝的药材

何首乌：味甘，性平，归心、肝、肾经。具有补肝益肾、养血养精的功效。适用于肝肾阴虚、血虚头晕、须发早白、筋骨酸痛等症。

泽泻：味甘，性寒，归肾、膀胱经。具有清热解毒、降低血糖、消脂的作用。还可降低胆固醇、减轻动脉粥样硬化病变。

姜黄：味辛，性温，入肝、脾经。具有保护肝脏、延缓肝炎恶化的作用。适用于肝脾虚弱，急、慢性肝炎等症。

柴胡：味辛、苦，性微寒，归肝、胆经。具有解表退热、疏肝解郁、升举阳气的作用，与茵陈搭配，还有促进胆固醇排泄的作用。

丹参：味苦，性微寒，归心、肝经。具有活血化瘀的作用，可以改善肝硬化患者的肝脏微循环。

补肝的茶方

补肝益肾茶

原料：何首乌10克，菟丝子15克，补骨脂10克。

做法：将以上3种药材均研成粗末，置于保温杯中，用沸水冲泡15分钟左右即可饮用。

用法：代茶饮用，时间和次数不限。

功效：滋补肝肾，明目。

芝麻补肝茶

原料：黑芝麻6克，绿茶3克。

做法：将黑芝麻炒熟后与茶加水煎煮10分钟左右即可饮用。

用法：代茶饮用，时间和次数不限。

功效：滋补肝肾，养血润肺。适用于皮肤粗糙、毛发枯黄等病症。

护肝茶

原料：菊花3克，红枣2个，枸杞子5个，菟丝子3克。

做法：将菟丝子捣碎放入杯中，与其他3种材料放入杯子里，用沸水冲泡10分钟即可饮用。

用法：代茶频饮，时间不限。

功效：健脾胃，养肝血，补肾益精。

杜仲茶

原料：杜仲6克，绿茶适量。

做法：先把杜仲研成末，和绿茶一起放入杯子中，用沸水冲泡10分钟即可饮用。

用法：代茶饮用，每天2次。

功效：补肝肾，降血压。

续断茶

原料：续断5克，红茶3克。

做法：把续断、红茶放在杯中，用沸水冲泡5分钟即可饮用。

用法：代茶饮用，时间和次数不限。

功效：补肝肾，续筋骨，调血脉。

肾脏
SHENZANG
——主藏精，人类生长的根基

肾脏是人体重要的排泄器官。人体每时每刻都在新陈代谢，在这一过程中必然也会产生人体不需要或有害的物质，这些有害物质大部分由肾脏排出体外，同时利用肾脏重吸收功能保留水分及其他有用物质，保证了机体内环境的稳定，从而维持人体内的生理活动。如果肾脏出现问题，就会有大量有害物质在体内堆积，引起各种疾病，如急性肾炎、慢性肾炎等。黑色食物对肾有滋养和呵护的作用，如黑豆、桑葚等。所以，在我国民间有"逢黑必补"之说。

补肾的食材

海参：富含碘、锌等微量元素，能参与调节代谢，降低血脂。它所含的多糖成分还有促进造血功能、延缓衰老、滋养肌肤等作用。

蚕蛹：含有丰富的蛋白质、脂肪、维生素，有补肝益肾、壮阳涩精的功效。对于遗精、阳痿效果都很好。

虾：富含蛋白质、脂类、矿物质、维生素，钙、磷尤其丰富，有补肾壮阳、通乳排毒的作用。是补肾佳品。

韭菜：韭菜内含有丰富的纤维素、胡萝卜素、维生素C，有促进肠道蠕动、解毒、活血散瘀等作用。适用于便秘、自汗、盗汗等症。

豇豆：含大量淀粉、脂肪油、蛋白质、烟酸、维生素B_1、维生素B_2，具有理中益气、健胃补肾、和五脏的作用。适用于白带异常、肾虚遗精等症。

补肾的药材

枸杞子：味甘，性平。具有补肾养肝、益精明目的作用。特别适宜中老年肾虚者长期食用。

鹿茸：味甘，性温，归肝、肾经。具有壮肾阳、补气血、强筋骨的作用。凡肾虚之人，宜常食。

淫羊藿：味辛、甘，性温，归肝、肾经。具有补肾阳、强筋骨、祛风湿的作用。肾虚者可长期服用。

杜仲：味甘，微辛，性平，归肝、肾经。除补肝肾外，还能强筋骨、调节血压。常用于肾虚腰痛、高血压等症。

冬虫夏草：味甘，性温，入肺、肾经。具有补肾润肺、平衡阴阳、延缓衰老、防癌抗癌的作用，为补肾佳品。

补肾的茶方

清肠固肾茶

原料：决明子10克，肉苁蓉12克，蜂蜜适量。

做法：把决明子、肉苁蓉放在锅内加水煮15分钟，然后去渣取汁，待凉后加蜂蜜，即可饮用。

用法：代茶饮用，时间和次数不限。

功效：固肾养肾。适用于阳痿、遗精等症。

参苏茶

原料：人参3克，紫苏3克，茉莉花茶3克。

做法：把以上材料放入杯中，用沸水冲泡5分钟即可饮用。

用法：代茶频饮，时间不限。

功效：健脾补肾，益气化痰。

冬瓜利尿茶

原料：冬瓜子4克，冬瓜皮6克，白茅根12克，竹叶2克。

做法：将上述药材放入锅中，用沸水煎煮15分钟左右，去渣取汁。

用法：代茶饮用，时间和次数不限。

功效：清热益肾，利尿消肿。本茶饮能有效缓解急性肾炎。

二花莱菔茶

原料：鱼腥草20克，莱菔子3克，金银花15克。

做法：把上述材料放入锅中，加入适量的水煎煮15分钟左右即可饮用。

用法：代茶频饮，时间不限。

功效：消炎清热。本茶饮能有效缓解急性肾炎。

桑白皮茶

原料：桑白皮15克，绿茶5克。

做法：把桑白皮的白皮轻轻地刮去，洗净切成小块，同绿茶放入杯中，用沸水冲泡15分钟左右即可饮用。

用法：代茶饮用，时间和次数不限。

功效：泻肺平喘，利水消肿。本茶饮能有效缓解急性肾炎和肺热咳嗽等症。